Laparoskopie in der chirurgischen Weiterbildung

Andreas Kirschniak
Frank Alexander Granderath
(Hrsg.)

Laparoskopie in der chirurgischen Weiterbildung

Grundtechniken und Standardeingriffe

Mit 256 Abbildungen

Mit einem Geleitwort von R. Pointner

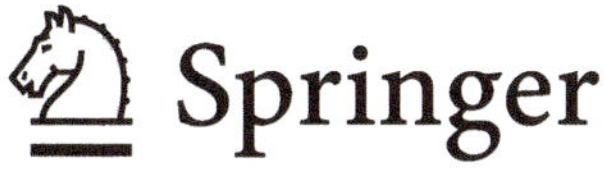

Herausgeber
Andreas Kirschniak
Klinik für Allgemeine, Viszeral- und Transplantationschirurgie, Tübingen, Deutschland

Frank Alexander Granderath
Klinik Allgemein- und Viszeralchirurgie, Mönchengladbach, Deutschland

ISBN 978-3-662-50522-9   978-3-662-50523-6 (eBook)
DOI 10.1007/978-3-662-50523-6

Die Deutsche Nationalbibliothek verzeichnet diese Publikation in der Deutschen Nationalbibliografie; detaillierte bibliografische Daten sind im Internet über http://dnb.d-nb.de abrufbar.

Springer

Umschlaggestaltung: deblik Berlin
Fotonachweis Umschlag: Prof. Dr. Frank A. Granderath, Mönchengladbach
Zeichnungen der Abb. 1.14, 1.17, 8.2–8.7: M. von Aichberger, Nürnberg

Gedruckt auf säurefreiem und chlorfrei gebleichtem Papier

Springer ist Teil von Springer Nature
Die eingetragene Gesellschaft ist Springer-Verlag GmbH Germany
Die Anschrift der Gesellschaft ist: Heidelberger Platz 3, 14197 Berlin, Germany

Für Ferdinand, Johannes, Peter, Amelie und Lea

Geleitwort

Der Wunsch, in das Innere menschlicher Organe oder Körperhöhlen hineinschauen zu können, ist annähernd so alt wie die Menschheit selbst. Hoch entwickelte Kulturen wie die der alten Ägypter oder Babylonier in Mesopotamien haben schon im Altertum Geräte entwickelt, um Einblick in Körperhöhlen wie Gebärmutter oder Blase zu bekommen. Mit dem Aufschwung der modernen Medizin in der 2. Hälfte des 19. Jahrhunderts gelang es Adolf Kußmaul erstmals, mit einem starren Rohr in das Innere des Magens Einblick zu bekommen. Von der starren Endoskopie zur breiten Anwendung flexibler Endoskope, vor denen heute keine Körperhöhle mehr sicher ist, vergingen allerdings grob 100 Jahre. Grob ebenso lange hat es auch gedauert, bis sich Gynäkologen der Methode der starren Endoskopie besannen und bemächtigten, um ohne größere Schnitte ins kleine Becken Einblick zu bekommen. Damit war der Weg zur diagnostischen Laparoskopie mit Probenentnahme aus dem kleinen Becken, zur Pelviskopie geebnet.

Dem gelernten Feinmechaniker und späteren Professor für Frauenheilkunde am Zentrum für operative Medizin der Universität Kiel, dem Münchner Kurt Semm, war es vorbehalten, gegen alle nur erdenklichen Widerstände und Anfeindungen aus den gynäkologischen und chirurgischen Fachgesellschaften die Pelviskopie zur Laparoskopie so weiter zu entwickeln und zu etablieren, wie sie heute in ihren Grundzügen zum Routineeingriffverfahren geworden ist. Wurde Kurt Semm noch vor 40 Jahren mit dem Hinauswurf und der Aberkennung aller seiner Funktionen bedroht, so gilt heute in der Allgemeinchirurgie für das Gros der Operationen der laparoskopische Zugang als Standard. Haben bis vor kurzen Nichtuniversitäre Häuser für die Fortschritte in der Chirurgischen Laparoskopie verantwortlich gezeichnet, so wird diese Funktion vor allem in Hinblick auf die Ausbildung junger Chirurgen zunehmend auch von universitären Einrichtungen übernommen.

Die laparoskopische Technik erfordert einen Paradigmenwechsel in der Einstellung des Chirurgen zum Operieren. Nicht die Größe des Schnittes spiegelt die Größe des Eingriffs oder Qualität des Chirurgen wieder, sondern die am Bildschirm nachvollziehbare Präzision und Sicherheit jedes einzelnen Operationsschrittes und jeder Bewegung im laparoskopischen Raum. Im Gegensatz zur offenen Chirurgie ist laparoskopisches Operieren vor allem Teamarbeit: Die Augen des Chirurgen sind die Kamera, die ein Mitarbeiter führt. Nicht viele Worte sondern blindes Verstehen ist hier gefragt. Wie in vielen Bereichen des Sports oder der Kunst setzen Präzision und perfekte Abläufe, so wie sie am Bildschirm sichtbar werden soll, ein Höchstmaß an Standardisierung und Reproduzierbarkeit dieser Abläufe voraus. Jungen, angehenden Chirurgen, die sich mit der Laparoskopie auseinandersetzen, muss bewusst sein, dass der Weg zu einer gelungenen Operation zum Wohle des Patienten nicht über Improvisation sondern ganz klar festgelegte, standardisierte Abläufe führt.

Meinem und dessen früheren Mitarbeiter Frank Granderath und Andreas Kirschniak verdanken wir eine laparoskopische Operationslehre, die allein schon in ihrem Aufbau sich die Maxime der Standardisierung zum Ziel gesetzt hat. Neben den anatomischen Grundlagen wird vor allem auch auf die Projektion der zu operierenden Organe auf die Bauchdecke Wert gelegt. Daraus resultiert zwingend die Position der Trokare, die bei Nichtbeachten dieser Vorgaben und falscher Positionierung eine Operation in die Katastrophe führen kann. Der Lagerung des Patienten, der Position des Operateurs und seiner Assistenz am Tisch wird ebenso Raum gegeben wie ein Blick auf die für den jeweiligen Eingriff wenigen, jedoch notwendigen Instrumente. Nicht zuletzt werden Schritt für Schritt die wesentlichen Stationen jedes einzelnen Eingriffs hervorgehoben, womit eine klare, immer gleiche – standardisierte – Abfolge der Operationsschritte erreicht wird.

Es ist das Ziel dieser Operationslehre, dem jungen Chirurgen ein Rüstzeug zu liefern, das es ihm ermöglicht, eine laparoskopische Operation in Gedanken – schon vor der realen Umsetzung – durchzuarbeiten, ohne an mögliche Komplikationen zu denken oder sich vor diesen fürchten zu müssen. Nach dem Motto: wer den Standard beherrscht, hat keinen Grund sich vor Komplikation zu fürchten, haben Frank Granderath und Andreas Kirschniak mit ihrer laparoskopischen Expertise Richtlinien vorgegeben, die in ihrer konsequenten Umsetzung die Grundlage einer laparoskopischen Schule darstellt.

Dem jungen Chirurgen wünsche ich beim Lesen und Erarbeiten der Kapitel viel Spaß wie vor allem ein Gefühl der Sicherheit und des Erfolges nach den ersten operativen Schritten entlang der roten Linie dieses Buches.

Univ.-Prof. Dr. Rudolph Pointner

Vorwort

Die laparoskopische Chirurgie hat in weiten Teilen die konventionelle Chirurgie abgelöst. In vielen Kliniken gehört sie mittlerweile zum Standardrepertoire. Diese rasante Entwicklung seit Ende der 80er-Jahre zeigt aber auch, dass noch viel Entwicklungspotenzial für die laparoskopische Chirurgie vorhanden ist.

Die laparoskopische Chirurgie zählt zu den relevanten Schwerpunkten in der Ausbildung für Assistenzärzte in der Weiterbildung zur Allgemein- oder Viszeralchirurgie. Vor der selbstständigen Durchführung der Eingriffe gehört vor allem, als »Auge« des Operateurs die Kamera dorthin blicken zu lassen, wohin der Operateur zum gegenwärtigen Zeitpunkt schaut. Hierfür ist aber das nötige Verständnis der Operationsschritte und der relevanten anatomischen Strukturen Bedingung.

Eine Einteilung der Operationen in Unter- oder Teilschritte ist aus vielerlei Hinsicht sinnvoll:

- Es kann eine leichteres Memorieren des Ablaufs der Operation erfolgen, wenn einzelne Schritte klar definiert sind.
- Hat man ein klares Bild vor Augen, wie der nächste Schritt auszusehen hat, fällt es leichter, Abweichungen vom Standard und vom normalen Ablauf der Operation festzustellen und einen erfahrenen Kollegen hinzu zu rufen, um Komplikationen zu vermeiden.
- Die auch als »Knotenpunkte« bezeichneten Teilschritte, die aus dem Konzept des mentalen Trainings in der Chirurgie von Herrn Dr. Marc Immenroth eingeführt wurden, können zurückgeführt werden auf sportpsychologische Trainings, in denen die einzelnen Bewegungen ebenfalls in Teilschritte unterteilt werden, um damit Bewegungsabläufe zu optimieren und zu analysieren.
- Eine definierte Einteilung der Schritte der Operationen erlaubt auch, dass Teilschritte von weniger erfahrenen Ärzten übernommen werden, wohingegen die komplexeren Teilschritte von erfahrenen Operateuren durchgeführt werden. Dieses Konzept der »Teilschritte assistieren« kann deutlich zur Motivation und

zur Ausbildung der jungen Assistenten führen und wurde über die chirurgische Arbeitsgemeinschaft junger Chirurgen (CAJC) der Deutschen Gesellschaft für Allgemein- und Viszeralchirurgie mit geprägt.

Ein relevanter Aspekt in diesem Buch sind somit die wichtigsten Operationen, die an verschiedenen Organen durchgeführt werden und in einer Schritt-für-Schritt Bilddokumentation und Beschreibung der einzelnen Arbeitsschritte dargestellt werden.

Dabei kann in der Komplexität aller möglichen Varianten nur auf die von den Autoren praktizierten Vorgehensweisen eingegangen werden. Das Werk stellt somit keinen Anspruch auf Vollständigkeit oder Allgemeingültigkeit. Andere Trokarpositionen, Reihenfolge der Schritte oder verwendete Materialen und Produkte sind möglich. Andererseits versuchen die Anleitungen die relevanten Prinzipien der Operationen deutlich darzustellen.

Ein zweiter wichtiger Aspekt sind die anatomischen Grundkenntnisse aus laparoskopischer Sicht. Zum Teil stellen sich die Strukturen aus der Sicht durch das 30°-Laparoskop deutlich anders dar als man es konventionell in der Anatomie gelernt hat. Aus diesem Grund fließen in dieses Werk Aspekte der laparoskopischen Anatomie ein, die im Wesentlichen im anatomischen Institut Tübingen zwischen 2002 und 2007 beobachtet wurden und in dem Buch »Endoskopisch-chirurgische Anatomie: Topographie für die Laparoskopie, Gastroskopie und Koloskopie« (Kirschniak, Granderath, Drews, Springer-Verlag Heidelberg) dargestellt sind.

Dieses Werk ist ein Gemeinschaftsprodukt der Mitarbeiter der Arbeitsgruppe für chirurgische Technologie und Training aus der Allgemein-, Viszeral- und Transplantationschirurgie der Universitätsklinik Tübingen. Es fließt die Expertise mit ein, die über die letzten Jahre in der Betreuung des chirurgischen Trainingszentrums Tübingen für die Ausbildung der laparoskopischen Chirurgie entstanden ist.

Somit gilt mein Dank insbesondere den aktiven Mitarbeitern der Arbeitsgruppe, der Unterstützung von Professor Dr. Alfred Königsrainer für die Durchführung des Projektes, sowie der kompetenten, angenehmen und verlässlichen Zusammenarbeit mit Herrn Dr. Fritz Kraemer des Springer-Verlages.

Wir möchten mit diesem Werk den Einstieg in die laparoskopische Chirurgie erleichtern und den Weiterbildungsassistenten ein Werkzeug zur Hand geben, in dem man sich die Grundprinzipien der laparoskopischen Chirurgie aneignen kann.

PD Dr. med. Andreas Kirschniak

Inhaltsverzeichnis

Autorenverzeichnis

Axt, Steffen, Dr. med.
Klinik für Allgemeine, Viszeral-
und Transplantationschirurgie
Universitätsklinik Tübingen
Hoppe-Seyler-Straße 3
72076 Tübingen

Bettin, Jens
Teamleiter Training
Erbe Elektromedizin GmbH
Waldhörnlestraße 17
72074 Tübingen

Braun, Manuel, Dr. med.
Klinik für Allgemeine, Viszeral-
und Transplantationschirurgie
Universitätsklinik Tübingen
Hoppe-Seyler-Straße 3
72076 Tübingen

Falch, Claudius, Dr. med.
Klinik für Allgemeine, Viszeral-
und Transplantationschirurgie
Universitätsklinik Tübingen
Hoppe-Seyler-Straße 3
72076 Tübingen

Granderath, Frank A., Prof. Dr. med.
Klinik für Allgemein- und Viszeralchirurgie
Krankenhaus Neuwerk
Dünner Straße 214–216
41066 Mönchengladbach

Johannink, Jonas
Klinik für Allgemeine, Viszeral-
und Transplantationschirurgie
Universitätsklinik Tübingen
Hoppe-Seyler-Straße 3
72076 Tübingen

Kirschniak, Andreas, PD Dr. med.,
Klinik für Allgemeine, Viszeral-
und Transplantationschirurgie
Universitätsklinik Tübingen
Hoppe-Seyler-Straße 3
72076 Tübingen

Wilhelm, Peter
Klinik für Allgemeine, Viszeral-
und Transplantationschirurgie
Universitätsklinik Tübingen
Hoppe-Seyler-Straße 3
72076 Tübingen

Grundlagen der Laparoskopie

S. Axt, J. Bettin, A. Kirschniak

A. Kirschniak, F. A. Granderath (Hrsg.), *Laparoskopie in der chirurgischen Weiterbildung*,
DOI 10.1007/978-3-662-50523-6_1, © Springer-Verlag GmbH Deutschland 2017

1.1   Historischer Rückblick

Die Laparoskopie begründet sich auf dem Wunsch der Mediziner, menschliche Körperhöhlen sowie -gänge zu untersuchen, um Erkrankungen zu erkennen und diese behandeln zu können. Hierbei liegt der Ursprung der Laparoskopie in der Untersuchung der leicht zugänglichen Körperregionen wie dem Mund, dem Rektum sowie der Scheide. Diese wurden bereits in der Antike mittels Specula (speculum (lat.) Spiegel) vor allem durch die Griechen besichtigt. Nachweise hierüber finden sich bereits in Abhandlungen von Hippokrates.

Im babylonischen Talmund, auf den sich der Ursprung der Endoskopie zurückführen lässt, wird ein gebogener Bleitrichter mit hölzernem Abfluss (Mechul) beschrieben. Hierdurch war die erste direkte Inspektion der Cervix möglich. Dies wurde durch den arabischen Chirurgen Abul-Quasim Khalaf Ibn Abbas al Zahrawi von Cordoba (936–1009) zu einer Konstruktion mit zwei aufeinanderliegenden Stäben, die sich durch Schrauben ausweiten ließen, weiterentwickelt. Zudem bediente er sich eines vor der Vagina befindlichen Glasspiegels mit Licht, um das Innere zu betrachten.

Die erste endoskopische Lichtquelle begründet sich auf den Venezianer Giulio Cesare Aranzi (1530–1589), der in Tumores Praeter Naturam (Vince 1587) erstmals die von dem Benediktinermönch Don Panuce entwickelte »camera obscura« beschreibt. Hierbei handelte es sich um eine Wassergefüllte Glaskugelflasche, die in einem abgedunkelten Raum an ein lichtdurchströmtes Loch gehalten werden konnte. Der entstehende prismatische Lichtstrahl wurde zur Inspektion der Nasenhöhle angewendet.

Als erste Entwicklung der modernen Endoskopie beschrieb der deutsche Arzt Philipp Bozzini (1773–1809) 1804 ein Gerät bestehend aus zwei Teilen, einem mechanischen, der sich den anatomischen Begebenheiten anpassen konnte, sowie einem optischen Teil mit einer Beleuchtungseinrichtung mit extrakorporaler Lichtquelle. Durch dieses Instrument konnte man Vagina, Rektum sowie den Mund-Rachen-Raum inspizieren und operieren. Die erste praktische endoskopische Untersuchung mit diesem Instrument führte der französische Chirurg Antonin-Jean Desormeaux (1815–1894) in Paris durch. Als eigentliche Lichtquelle wurde eine offene Flamme verwendet, was zu einer Verbrennung als häufigste Komplikation führte. Trotzdem fand dieses Endoskop vor allem im urologischen Bereich seine Anwendung. Erst durch Maximilian Nitze (1848–1906), der die durch Edison erfundene Glühbirne modifizierte, konnte eine künstliche Lichtquelle in ein Endoskop integriert werden.

Einer der Begründer der Laparoskopie war der deutsche Chirurg und Gastroenterologe Georg Kelling (1866–1945), der am 23.09.1901 auf einem Kongress in Hamburg im Zuge eines Vortrages eine Laparoskopie, er selbst nannte die Methode »Coelioskopie«, an einem Hund demonstrierte. Dabei verwendete Kelling einen von ihm entwickelten Luftinsufflator, einen Fiedlerschen Trokar sowie ein Zystoskop von Nitze und konnte hierdurch eine intraabdominelle Diagnostik mit endoskopischer Inspektion und Palpation durchführen. Für viele gilt dies als die Geburtsstunde der Laparoskopie.

Den Begriff der »Laparothorakoskopie« führte der schwedische Internist Hans Christian Jacobaeus (1879–1937) ein, der 1910/1911 laparoskopische sowie thorakoskopische Eingriffe durchführte und heute als der Begründer der thorakoskopischen Eingriffe gilt. Jacobaeus verwendete jedoch im Gegensatz zu Kelling keine Insufflation.

Auch auf dem nordamerikanischen Kontinent erfolgte die Entwicklung der Laparoskopie. Hier war der Begründer der Amerikaner Bertram Moses Bernheim (1880–1958), der mittels Verwendung eines Proktoskops und einer einfachen extrakorporalen Beleuchtung die intraabdominelle Inspektion durchführte. Er bezeichnete diesen Vorgang als »Organoskopie«. Als Zugang für das Proktoskop führte er Minilaparotomien durch; auf eine Insufflation wurde verzichtet[1].

Eine Weiterentwicklung der Laparoskopie in den folgenden Jahren war eine durch Otto Goetze (1866–1955) entwickelte automatische Nadel. Diese aus zwei Kanülen bestehende, einer äußeren, scharfen Kanüle sowie einer inneren, längeren, stumpfen, die an einer an der äußeren Kanüle angebrachte Spiralfeder angebracht war. Bei Widerstand wurde die innere Kanüle so verkürzt, dass die äußere ein leichtes Vorschieben durch Gewebe ermöglichte. Bei Verlust des Widerstandes schnellte die innere Kanüle wieder vor. Der ungarische Pulmologe Janos Veres (1903–1979) entdeckte diese Idee wieder und entwickelte sie primär zur Pleurapunktion weiter. 1936 publizierte er seine Weiterentwicklung unter dem Gesichtspunkt der Punktion des Thorax sowie des Abdomens 1936 zunächst in Ungarn, 1938 dann in Deutschland[2]. Heute dient diese Art der Erstellung eines Kapno-Peritoneums als Standard.

Erst in den 1960er-Jahren erfolgten neben der diagnostischen Laparoskopie mit kleineren Eingriffen, wie Leberbiopsien, z. B. durch den Berliner Gastroenterologen Heinz Kalk (1895–1973), erste operative Eingriffe im Fachgebiet der Frauenheilkunde. Zu nennen ist hier die laparoskopische Sterilisation durch den amerikanischen Chi-

---

1 Bernheim BM (1911) IV. Organoscopy Cystoscopy of the Abdominal Cavity. Ann Surg. 53(6):764–767, PMID: 17862690 [PubMed] PMCID: PMC1406246.

2 Veress J (1938) Neues Instrument zur Ausführung von Brust- oder Bauchpunktionen und Pneumathoraxbehandlung. Aus der Inneren Abteilung des Komitatsspitals in Kapuvár (Ungarn), Deutsche medizinische Wochenschrift 64: 1480–1481.

rurgen Raoul Palmer (1904–1985), der bereits 1944 bei Operationen die sogenannte Trendelenburg-Lagerung anwendete, um das Dünndarmkonvolut aus dem kleinen Becken zu bekommen.

Weitere wegweisende Einführungen in der Laparoskopie gehen auf den deutschen Gynäkologen Kurt Semm (1927–2003) zurück. Nachdem Semm 1967 die Laparoskopie zur Diagnostik in der Universitätsfrauenklinik in München einführte, wollte er diese Technik über das Spektrum der diagnostischen Möglichkeiten weiterentwickeln. Hierfür entwickelte er als gelernter Feinmechaniker viele Instrumente selbst. So entwickelte er die automatische CO_2-Insufflation, die Saug-Spül-Einheit sowie Geräte zum Training laparoskopischen Operierens, die sogenannten Pelvitrainer. Weiter entwickelte Semm Instrumente zur laparoskopischen Thermokoagulation. Zudem adaptierte er eine vorgeknotete Schlinge aus der Hals-Nasen-Ohren-Heilkunde zur endoskopischen Verwendung bei arteriellen Blutungen, die sogenannte Röder-Schlinge (Nach Oscar Röder, 1862–1954). Die Röder-Schlinge verwendete Semm am 12.09.1980 bei der weltweit ersten laparoskopischen Appendektomie an der Universitätsfrauenklinik Kiel. Im gleichen Jahr erfolgte die durch ihn durchgeführte weltweit erste Adnexektomie mittels Röder-Schlinge. Dies brachte ihm jedoch die Kritik vieler seiner Kollegen aus den Gebieten Frauenheilkunde und Chirurgie ein. Dies verschärfte sich nach der Durchführung der laparoskopischen Appendektomie 1980, bei der der Gynäkologe in das chirurgische Fachgebiet eingriff, was zu heftigen Anfeindungen vonseiten der Gynäkologen, aber vor allem der Chirurgen führte. Sie waren der Meinung, eine gängige Operationsmethode werde durch eine technisch aufwendigere zugunsten eines geringeren Operationstraumas ersetzt. Die ersten Versuche, diese Methode zu publizieren scheiterten daher, sodass erst 1983 eine Publikation folgte[3]. 1984 führte Semm eine laparoskopisch assistierte Hysterektomie durch. Durch die Neu- und Weiterentwicklung weiterer laparoskopischer Instrumente sowie laparoskopischer Techniken wie der intra- sowie extrakorporalen Knotentechnik konnte Semm auch schwierigere laparoskopische Eingriffe durchführen.

Ein weiterer bedeutender Fortschritt war die Entwicklung der Hopkins-Optik 1961 durch den britischen Physiker Harold Hopkins (1918–1994). Diese bestand im Gegensatz zu den bisherigen Endoskopen, die mittels dünner Linsen arbeiteten, aus sog. Stablinsen, also längere an den Enden bearbeitete Glasstäbe. Durch eine 80fach höhere Lichtübertragung sowie ein vergrößertes Gesichtsfeld ergaben sich hieraus hellere, schärfere und genauere Bilder. Diese Technik weckte jedoch zu Beginn wenig Interesse in

der medizinischen Welt. Erst als Hopkins auf einem Fachkongress in Düsseldorf 1963 über medizinische Bilder referierte und im Zuge seines Vortrages die mit dieser Optik erzeugten Bilder des Inneren einer Blase demonstrierte, wurde der deutsche Instrumentenbauer Karl Storz durch die außergewöhnliche Aufnahmequalität auf diese Technik aufmerksam und überzeugte Hopkins zur Zusammenarbeit mit der durch Karl Storz 1945 gegründeten Karl Storz GmbH & Co. KG und sicherte sich hierdurch die alleinigen Rechte an dem Stablinsensystem.

Bereits 1960 wurde durch die Firma Karl Storz GmbH & Co. KG die sogenannte Kaltlichtquelle entwickelt, die die bis dahin übliche Glühbirne an der Spitze des Endoskops ablöste. Bei der Kaltlichtquelle wird der wärmestrahlende Infrarotanteil des Lichtes herausgefiltert, sodass »Kaltlicht« verbleibt. Dieses wird mittels Glasfasern an die Spitze des Endoskops gebracht. Der Vorteil dieser Technik lag in der deutlich besseren Ausleuchtung sowie in der geringeren Erwärmung. Zudem erlaubte diese Technik die Anwendung geringerer Diameter, woraus sich heutige Durchmesser der Laparoskopie von 10 oder 5 mm als Standard etabliert haben.

1985 folgte dann durch den Böblinger Chirurgen Erich Mühe (1938–2005) die weltweit erste laparoskopische Cholezystektomie. Hierbei verwendete der Chirurg auch von Semm entwickelte Instrumente. Nach einer Videopräsentation der laparoskopischen Appendektomie durch Semm auf dem Gynäkologie-Kongress in Baltimore 1988 führten auch McKernan und Saye die erste laparoskopische Cholezystektomie in den USA durch.

Eine Verzögerung der Weiterentwicklung sowie der weiteren Anwendung erfuhr die Laparoskopie durch die Fortschritte in der übrigen Medizin. Hier ergab sich durch deutliche Fortschritte in der Intensivmedizin sowie Anästhesie und neue Medikamente die Möglichkeit, auch größere konventionelle Operationen mit einer geringeren Morbidität sowie Mortalität durchzuführen. Daraus resultierte die Einstellung der Chirurgen, auch ausgedehnte Operationen mittels Laparotomie durchzuführen. Konträr hierzu war der Grundgedanke der Laparoskopie.

Entgegen der allgemeinen Entwicklung gründete sich 1972 die »Chirurgische Arbeitsgemeinschaft für Endoskopie und Sonographie« (CAES) der »Deutschen Gesellschaft für Allgemeine und Viszeralchirurgie« (DGAV), die die Laparoskopie weiter etablieren wollte. 1999 ging hieraus die »Chirurgische Arbeitsgemeinschaft Minimalinvasive Chirurgie« (CAMIC) hervor. Auch in den USA gründete sich fünf Jahre nach der Gründung der CAES die »Society of American Gastrointestinal Endoscopic Surgeons« (SAGES).

Durch den Mannheimer Chirurgen Bernd Manegold, Mitgründer der CAES, angeregt, publizierten führende Endoskopiker Deutschlands 1987 die erste Ausgabe der

---

3 Semm K (1983) Endoscopic Appendectomy. Endoscopy15(2): 59-64
  DOI: 10.1055/s-2007-1021466.

Fachzeitschrift »Surgical Endoscopy«. Bereits 1988 wurde der erste Weltkongress für chirurgische Endoskopie mit großem Erfolg in Berlin abgehalten. Dies gilt als der weltweite Durchbruch der Laparoskopie.

Der Begriff »minimal-invasive Chirurgie« (MIC) wurde durch den britischen Urologen John Wickham (geb. 1927) geprägt, der diesen als Erster verwendete.

Durch die stetige Weiterentwicklung von Kamerasystemen sowie der Videotechnik kam es in den 1980er-Jahren durch die Möglichkeit der Projektion des Bildes auf einen Monitor zu einem weiteren Aufschwung in der Laparoskopie. Jedoch waren die ersten verwendeten Videokamerasysteme unhandlich und brachten eine Dysbalance mit sich, sodass sich das Arbeiten mit diesen als erschwert herausstellte. Erst die Einführung elektronischer Minikameras 1987 mit einem 4 mm messenden opto-elektronischen Wandler (CCD), die die Bilder in elektronische Impulse umwandeln und anschließend auf einen Monitor übertragen konnten, brachten den maßgeblichen Durchbruch.

Heute lassen sich laparoskopische Operationen, die 30 Jahre zuvor bei ihrer Durchführung zu Anfeindungen durch Kollegen führten und als Hirngespinste abgetan wurden, nicht mehr aus der chirurgischen Welt wegdenken. So steigt der prozentuale Anteil der laparoskopisch durchgeführten Operationen stetig. Zudem zeigt sich eine immer weiter führende Indikationserweiterung für laparoskopische Operationen.

Trotzdem stehen der laparoskopischen Technik noch viele Verbesserungsmöglichkeiten offen. Die heutige Forschung befasst sich vor allem mit der Verbesserung der Bildwiedergabe zur immer realistischeren Darstellung. Hier werden neue Technologien wie die 4K- oder 3-D-Technik angewandt. Zudem zeigen sich stetige Entwicklungen im Bereich der roboterassistierten Chirurgie sowie in Bereichen neuer operativer Zugangswege wie der »natural orifice transluminal endoscopic surgery« (NOTES). Aber auch in den Bereichen der Vernetzung der Systeme im Operationssaal und der Vernetzung anderer Systeme, wie der Nutzung der präoperativen Bildgebung intraoperativ, werden deutliche Fortschritte gemacht.

1.2   Perioperatives Management

1.2.1   Indikationsstellung

Die richtige Indikationsstellung spiegelt den elementarsten Bestandteil der Chirurgie wieder. Hierbei gilt es, bei einem bestimmten Krankheitsbild das entsprechende medizinische Verfahren zu indizieren, also für angebracht zu erachten. Die Abwägung, ob eine Operation laparoskopisch oder konventionell offen-chirurgisch erfolgen sollte, hängt von folgenden Aspekten ab:

- Expertise der Abteilung bzw. der Operateure
  - Die Gallenblasenentfernung wird heutzutage in allen chirurgischen Abteilungen in Deutschland als Goldstandard laparoskopisch durchgeführt.
  - Hingegen werden laparoskopische Lebereingriffe nur in ausgewiesenen Zentren angewandt.
- Voraussetzungen des Patienten
  - Hier spielen Begleiterkrankungen eine Rolle, die das Kapno-Peritoneum gegebenenfalls nicht ermöglichen
  - Voroperationen können das laparoskopische Vorgehen erschweren bzw. ausschließen
  - Nutzen und Aufwand des laparoskopischen Vorgehens sollte abgewogen werden.

1.2.2   Chirurgische Aufklärung

Der rechtliche Hintergrund der Aufklärung über eine medizinische Behandlung besteht darin, dass jeder Eingriff in den menschlichen Körper juristisch den objektiven Tatbestand einer Körperverletzung erfüllt. Mit der Einwilligung des Patienten zur medizinischen Behandlung wird diese gerechtfertigt und nicht strafbar.

Bei der chirurgischen Aufklärung, die nach der Indikationsstellung den nächsten Schritt des Patienten darstellt, müssen daher einige elementare Dinge beachtet werden.

Definiert ist die »ärztliche Aufklärung« als eine Unterrichtung des Patienten über die Art, die Schwere und den Umfang der zu behandelnden Erkrankung und die angestrebte Therapie. Der Patient muss hierbei im vollen Umfang über sämtliche Umstände der medizinischen Behandlung sowie über die Tragweite der Folgen informiert sein (Behandlungsaufklärung). Zudem muss eine Risikoaufklärung durchgeführt werden. Dabei müssen Risiken besprochen werden, die mit einer fehlerfreien medizinischen Behandlung mit einhergehen. Hierzu zählen mögliche Komplikationen sowie schädliche Folgezustände, die durch die medizinische Behandlung entstehen können (§ 630c Abs. 2 Satz 1 Bürgerliches Gesetzbuch – BGB). Auch auf alternative Behandlungen zu der aufzuklärenden medizinischen Behandlung muss aufgeklärt werden, wenn mehrere medizinisch gleichermaßen indizierte und übliche Verfahren innerhalb des medizinischen Standards zu wesentlich unterschiedlichen Belastungen, Risiken oder Heilungschancen führen können.

Folgende Punkte sollten beachtet werden:
- Der Patient muss den Inhalt der Aufklärung verstanden haben
- Die Aufklärung sollte rechtzeitig erfolgen (in der Regel 24 h vor der Operation)

- Bei vitaler Bedrohung kann vom mutmaßlichen Willen des Patienten ausgegangen werden
- Bei laparoskopischen Eingriffen sollte immer die Möglichkeit der Konversion zum offen-chirurgischen Vorgehen erklärt werden.

1.3 Der laparoskopische Arbeitsplatz

1.3.1 Der Operationssaal

Der Aufbau und die Einteilung des Operationssaales für laparoskopische Eingriffe unterscheiden sich aufgrund der nötigen Technik wesentlich von einem Operationsaal für konventionelle Chirurgie. Im Mittelpunkt steht der Operationstisch, der anästhesiologische Arbeitsplatz befindet sich am Kopf des Patienten (◘ Abb. 1.1).

Alles andere wird um die nötige Technik für laparoskopische Eingriffe eingerichtet. In fast jedem Operationssaal befinden sich meist mehrere mobile Bildschirme. Sie ermöglichen bei einer laparoskopischen Operation eine optimale physiologische Haltung einzunehmen, ohne sich verkrampfen zu müssen. Hier sollte immer ein Bildschirm gegenüber dem Operateur und dem Assistenten platziert werden, damit diese keine dauerhafte Kopfdrehung bei der Operation durchführen müssen. Zudem sollten sich die Bildschirme in Kopfhöhe befinden.

Weiter finden sich in den Sälen meist eine oder mehrere Säulen mit verschiedenen Geräten. In laparoskopischen Operationssälen ist eine dieser Säulen meist als »laparoskopischer Turm« ausgestattet. In vielen Kliniken besteht zudem die Möglichkeit, in nicht derart ausgestattete Operationssäle mobile Laparoskopietürme zu bringen.

Die nötigen Kabel und Schläuche sollten immer so angebracht sein, dass sie nicht vor oder im Umfeld des Operateurs verlaufen, insbesondere weil man für laparoskopische Instrumente ein relativ großen Raum benötigt. Die Kabel und Schläuche sollten so befestigt sein, dass auch bei einer Umlagerung ein spannungsfreier Verlauf möglich ist. Bei den Kabeln für die Elektrochirurgie gilt es des Weiteren Folgendes zu beachten:
- HF-Kabel dürfen sich kreuzen, aber nicht parallel zueinander verlaufen
- HF-Kabel sollten keine Kamera- oder EKG-Kabel kreuzen, um Interferenzen zu vermeiden
- HF-Kabel dürfen nicht eng um Klammern gewickelt oder geknotet werden
- Kabel und Schläuche sollten im sterilen Bereich ausreichend lang sein

1.3.2 Der laparoskopische Turm

Laparoskopisches Operieren setzt die Verwendung vieler Geräte und Instrumente voraus, die hierzu benötigt werden. Diese Geräte finden sich meist als Geräteturm im Operationssaal wieder. Häufig sind die laparoskopischen Gerätetürme fahrbar und damit in mehreren Operationssälen flexibel verwendbar. In speziell für minimal-invasive Eingriffe ausgestatteten Operationssälen kann der Turm

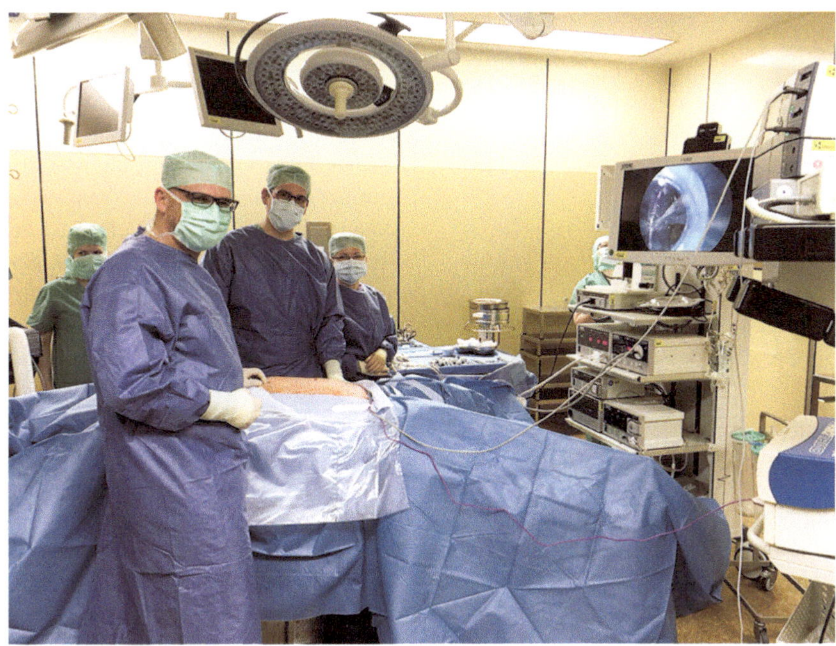

◘ **Abb. 1.1** Der laparoskopische Operationssaal

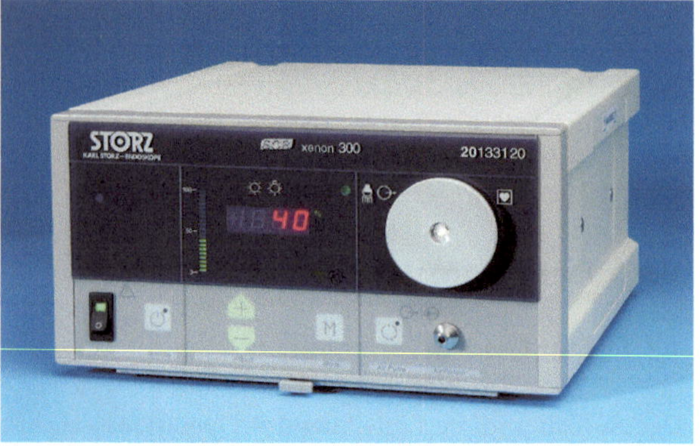

Abb. 1.3 Lichtquelle (mit freundlicher Genehmigung der Firma Karl Storz GmbH & Co. KG)

Abb. 1.2 Laparoskopischer Turm (mit freundlicher Genehmigung der Firma Karl Storz GmbH & Co. KG)

auch eine fest installierte Einheit sein. Die Grundausstattung eines laparoskopischen Turms besteht hierbei aus folgenden Geräten (**Abb. 1.2**)

- Monitor,
- Kamerasteuereinheit,
- Kaltlichtquelle,
- Thermoflator,
- HF-Generator,
- Saug-Spül-Vorrichtung,
- gegebenenfalls Steuereinheiten für »energy-based-instruments« und
- gegebenenfalls Dokumentationssystem.

Monitor

Meist ist ein Monitor fest auf dem laparoskopischen Turm montiert. Hier sind je nach Hersteller verschiedene Ausführungen von SD über HD und 4K bis zu 3D vorhanden.

Zusätzlich befinden sich meist weitere fest installierte oder mobile Monitore in einem Operationssaal, die bei Operationen genutzt werden können.

Grundsätzlich gilt, dass der Operateur sowie der Assistent eine optimale ergonomische Körperhaltung einnehmen sollten. Sollten Operateur und Assistent bei einer Operation auf der gleichen Patientenseite stehen, kann ein Bildschirm für beide eingestellt werden. Häufiger stehen jedoch der Operateur auf der linken Patientenseite und der Assistent ihm gegenüber. In diesen Fällen sollte für beide jeweils ein Monitor zur Verfügung stehen, der jeweils gegenüber dem Nutzer positioniert wird. Der Monitor sollte hierbei auf Augenhöhe des Nutzers eingestellt werden. Zudem sollte der Monitor so stehen, dass der Nutzer während der Operation keine dauerhafte unergonomische Kopfdrehung einnehmen muss. Dies sollte sowohl von dem Operateur als auch von dem Assistenten kommuniziert werden, damit die OP-Pflegekraft eine optimale Positionierung des Monitors durchführen kann.

Lichtquelle und Lichtleiter

Bei der Lichtquelle handelt es sich um eine sog. Kaltlichtquelle. Es wird der wärmestrahlende Infrarotanteil des Lichtes herausgefiltert, sodass »Kaltlicht« verbleibt, das mittels Glasfasern, dem Lichtleiter, an die Spitze des Endoskops gebracht wird. Der Vorteil dieser Technik liegt in der sehr guten Ausleuchtung sowie in der geringeren Erwärmung. Bei der Einstellung der Lichtquelle stehen einige Funktionen zur Verfügung. Zunächst kann man die Lichtquelle links unten an- und ausschalten (**Abb. 1.3**). Daneben befindet sich der Schalter für den Stand-by-Modus, bei dem das System nicht heruntergefahren wird. Hierüber ist eine Anzeige, die den Stand des Lichtquellen-Leuchtmittels angibt; in der Regel nach einer je nach Hersteller festgelegten Nutzungsdauer. Als Leuchtmittel werden LED-, Halogen-, Xenon-, Sol-Arc- oder Glühbirnen verwendet. Bei Aufleuchten der Anzeige steht demnach nur noch eine gewisse Nutzungsdauer zur Verfügung. Im mittleren Bereich des Gerätes findet sich die Einstellung der stufenlos einstellbaren Lichtstärke. Hier kann eine Ein-

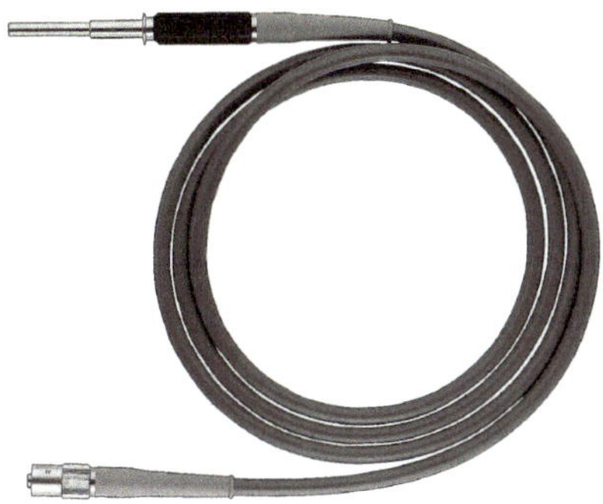

Abb. 1.4 Lichtleiter (mit freundlicher Genehmigung der Firma Karl Storz GmbH & Co. KG)

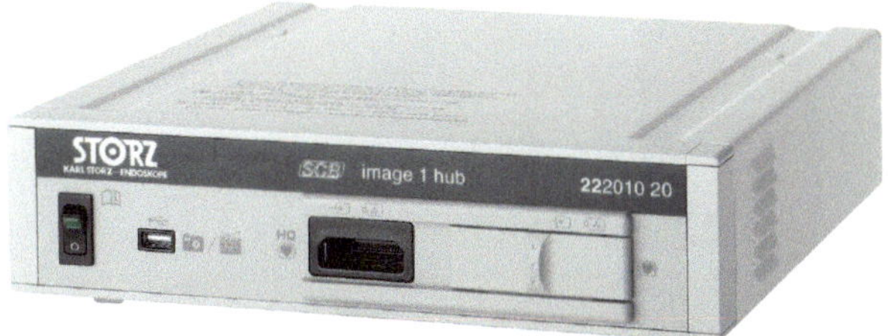

Abb. 1.5 Kamerasteuerungseinheit (mit freundlicher Genehmigung der Firma Karl Storz GmbH & Co. KG)

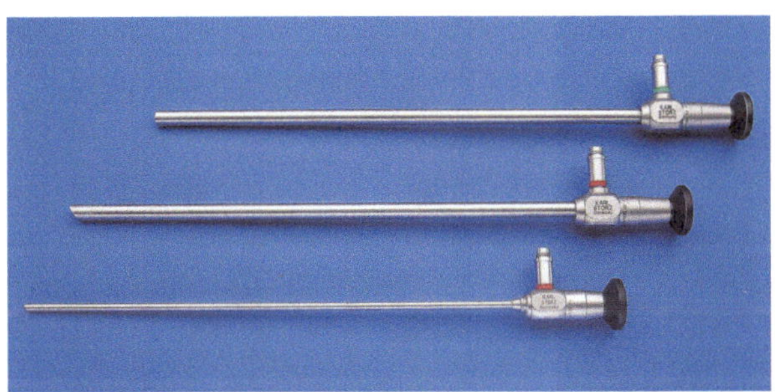

Abb. 1.6 Hopkins-Optiken (mit freundlicher Genehmigung der Firma Karl Storz GmbH & Co. KG)

stellung zwischen 0–100 % gewählt werden. Im rechten Teil des Gerätes befindet sich der Lichtleiteranschluss. Die Einstellungen der Kaltlichtquelle können auch über die Kamerakopfeinheit geregelt werden.

Für jedes Endoskop existiert ein optimal passendes Lichtkabel. Handelt es sich zum Beispiel um einen großen Durchmesser des Endoskops, sollte auch der Durchmesser des Lichtkabels groß gewählt werden, um die hohe benötigte Lichtleistung vollständig weiterleiten zu können.

Um den Lichtleiter (Abb. 1.4) auch mit Optiken anderer Hersteller verwenden zu können, bieten die jeweiligen Hersteller Adapter an, die zwischen Lichtleiter und Optik zwischengeschaltet werden können, um sie zu verbinden.

Kamerasteuereinheit

Die Bedienung der Kamerasteuereinheit (Abb. 1.5) stellt keine große Herausforderung dar, da hier nur der Schalter betätigt werden muss, um das System herauf- bzw. herunterzufahren.

Optik

Die laparoskopischen Optiken sind in verschiedenen Variationen verfügbar (Abb. 1.6). Sie sind in verschiedenen Längen vorhanden. Je nach Hersteller liegen die durchschnittlichen Schaftlängen hier bei 30–35 cm. In der bariatrischen Chirurgie finden Spezialoptiken mit einer ausreichenden Schaftlänge der Optik Anwendung. Des Weiteren stehen auch verschiedene Diameter zu den Optiken zur Verfügung. Hier ist die 10-mm-Optik aktuell der Standarddiameter. Es stehen jedoch auch 5-mm-Optiken zur Verfügung. Neuerdings werden auch zur Verkleinerung der kutanen Inzision 2- sowie 3-mm-Diameter angeboten. Zudem finden auch verschiedene Abwinklungen der Optiken Anwendung. Standardmäßig werden 0°- sowie 30°-Optiken verwendet. Jedoch findet man auch viele verschiedene andere Winkelgrößen, die je nach Hersteller variieren können. Einzelne Systeme bieten eine in verschiedenen Stufen

einstellbare Optik. Hier können zwischen 0° und 120° verschiedene Winkel gewählt werden. In der Regel befindet sich der Lichtleiteranschluss im oberen Anteil der Optik. Der Lichtleiter wird somit im 90° Winkel von der Optik weggeführt. Neuere Optiken bieten auch einen 45° nach unten abgewinkelten Lichtleiteransatz an.

Die verschiedenen Winkel der einzelnen Optiken sind durch standardisierte Farbmarkierungen zu erkennen. Eine grüne Markierung meist am Lichtleiteransatz steht für eine 0° abgewinkelte Optik, eine rote Markierung für eine 30° abgewinkelte Optik.

Bei der 0°-Optik spielt die Verwendung des Lichtleiters während einer Operation keine Rolle. Lediglich das Kippen der Kamera ändert den Horizont des Bildes. Orientierungspunkte bei einer Operation zur korrekten Einstellung des Horizonts können verschiedene anatomische Strukturen oder Begebenheiten sein. So können die Bauchdecke oder das Dünndarmkonvolut bei abdominellen Eingriffen und die Plica vesicalis transversa bei Eingriffen im kleinen Becken als Orientierungshilfen verwendet werden. Zudem können Flüssigkeitsansammlungen, die sich gegebenenfalls intraoperativ ergeben, als Orientierungshilfe verwendet werden. Eine Rotation der Kamerakopfeinheit sollte während einer Operation demnach nicht stattfinden. Eine Ausnahme bildet die veränderte Lagerung des Patienten während der Operation. Hier muss das Bild durch eine leichte Rotation der Kamerakopfeinheit angepasst werden.

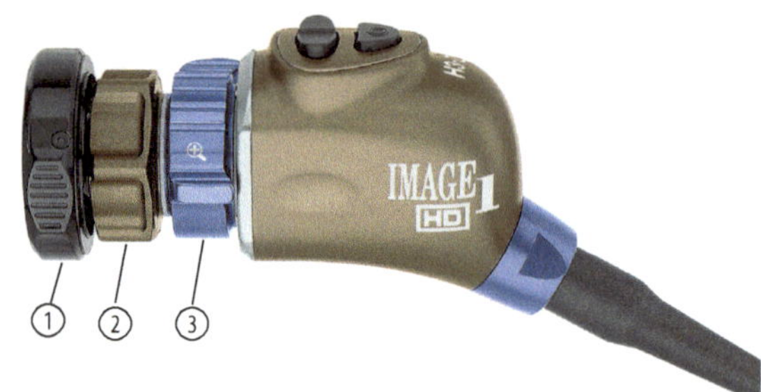

Abb. 1.7 Kamerakopfeinheit (mit freundlicher Genehmigung der Firma Karl Storz GmbH & Co. KG).
1 Adapter für Optik
2 Fokus
3 Zoom

Kamerakopfeinheit

Die eigentlichen Kamerakopfeinheiten sind in Form und Funktion herstellerabhängig sehr unterschiedlich. Grundsätzlich werden verschiedene Kamerasysteme angeboten (z. B. ■ Abb. 1.7). Das Angebot reicht hier von SD- über HD- bis zu 3D-Kamerakopfeinheiten. Die Kamerakopfeinheit ist hierbei über einen Adapter mit der Optik verbunden.

Bei der Kamerakopfeinheit stehen verschiedene Funktionen zur Verfügung. So bildet der äußere schwarze Ring den Adapter mit der Optik. Dieser kann durch eine Drehung geöffnet werden und die Kamerakopfeinheit mit der Optik dadurch verbunden werden. Das Loslassen des Ringes bewirkt den Verschluss.

Mit dem folgenden Bronze-farbigen Ring lässt sich der Fokus einstellen. Dabei ist zu beachten, dass eine Veränderung der Entfernung der Optik zu dem betrachteten Objekt eine Veränderung des Fokus bewirkt. Es sollte intraoperativ darauf geachtet werden und der Fokus bei Bedarf an den Operationsschritt adaptiert werden.

Hierauf folgt der blaue Ring. Mit diesem lässt sich der Zoom einstellen. So kann bei dem Zugang mittels Sichttrokar der Zoom zurückgestellt werden und so das Sichtfenster auf die Spitze des Sichttrokars gestellt werden.

Die Basis der Kamerakopfeinheit bildet der Bereich des Eingabefeldes. Hier stehen mehrere Schalter zur Verfügung, die mit verschiedenen Funktionen belegt werden können. Häufig werden diese Funktionen bei der Anschaffung und Installation des Systems durch die Vertreter der Herstellerfirma eingestellt. Meist handelt es sich um drei Schalter. Hierbei dient ein Schalter dem Anwählen der Menüleiste, die weiteren dienen der Wahl verschiedener Menüpunkte in dieser Leiste. Zudem sind sie oft mit verschiedenen Funktionen vorbelegt, sodass, je nach Länge des Drückens, eine Funktion wie der Weißabgleich, das Anfertigen eines Bildes oder der Start und das Beenden eines Videos durchgeführt wird.

Der Weißabgleich, den man zu Beginn einer jeden Operation durchführen sollte, dient der Abstimmung der Kamerakopfeinheit mit der Kamerasteuereinheit. Hierbei wird die Kamera auf die Farbtemperatur des Lichts am Aufnahmeort sensibilisiert. Zur Durchführung des manuellen Weißabgleichs wird die Kamera auf eine möglichst weiße Fläche (z. B. eine Kompresse) formatfüllend gerichtet. Vor der Durchführung des Weißabgleichs sollte die Lichtquelle auf die während der Operation verwendete Stärke eingestellt werden.

Kamerakopf-Optik-Lichtleitereinheit

Anders als die Horizontveränderung durch Verdrehung der Kamerakopfeinheit selbst, kann durch Bewegen des Lichtleiters an der Optik (■ Abb. 1.8) bei einer abgewinkelten Optik das Sichtfeld verändert werden. Dies bietet bei zahlreichen Operationsschritten einen wesentlichen Vorteil. Eine Veränderung sollte zu Beginn einer chirurgischen Karriere nur auf Zuruf oder auf Nachfrage erfolgen. Mit zunehmender Erfahrung der Operateure bei verschiedenen Operationen kann dies auch zur Erleichterung der Operationsschritte eigenständig erfolgen.

Dabei ändert eine Drehung des Lichtleiters um 180° nach unten das Bild um 180° nach oben. Dies spielt eine wichtige Rolle beim Einführen der Trokare, was immer unter Sicht durchgeführt werden muss. Zudem ergeben sich durch die Drehung des Lichtleiters zur Seite (z. B. um 90°) vollkommen neue einsehbare Bereiche. Dies spielt zum Beispiel bei der Rektumresektion mit der zirkulären Präparation im kleinen Becken eine wesentliche Rolle.

Hierbei muss nochmals auf den Unterschied der Rotation des Lichtleiters und der Rotation der Kamerakopfeinheit hingewiesen werden. Eine Rotation der Kamerakopfeinheit bewirkt eine Änderung der Einstellung des Horizonts, eine Rotation des Lichtleiters bei einer abgewinkelten Optik dagegen führt zu einer Änderung des Sichtfeldes.

Thermoflator

Der Thermoflator ist bei der Laparoskopie für den Operateur ein aussagekräftiges Instrument, für einen Berufseinsteiger handelt es sich jedoch zu Beginn vor allem um ein komplexes Gerät mit vielen verschiedenen Anzeigen (■ Abb. 1.9).

Im rechten Bereich des Gerätes befindet sich im unteren Teil der Schalter. Hierüber befindet sich die Anzeige des Füllzustandes der verwendeten Gasflasche. In einigen Operationssälen ist dies über einen zentralen Gasanschluss geregelt, sodass die Anzeige in dem Fall keine Rolle spielt. Bei der Verwendung von Gasflaschen, die sich im Regelfall im hinteren Bereich des laparoskopischen Turms befinden, tritt als »Fallstrick« häufig bei nächtlichen Operationen eine leere Gasflasche in der Anzeige auf da die Flasche am Vorabend verschlossen wurde. Dann ist zunächst deren Verschluss zu prüfen, bevor eine neue Flasche verwendet

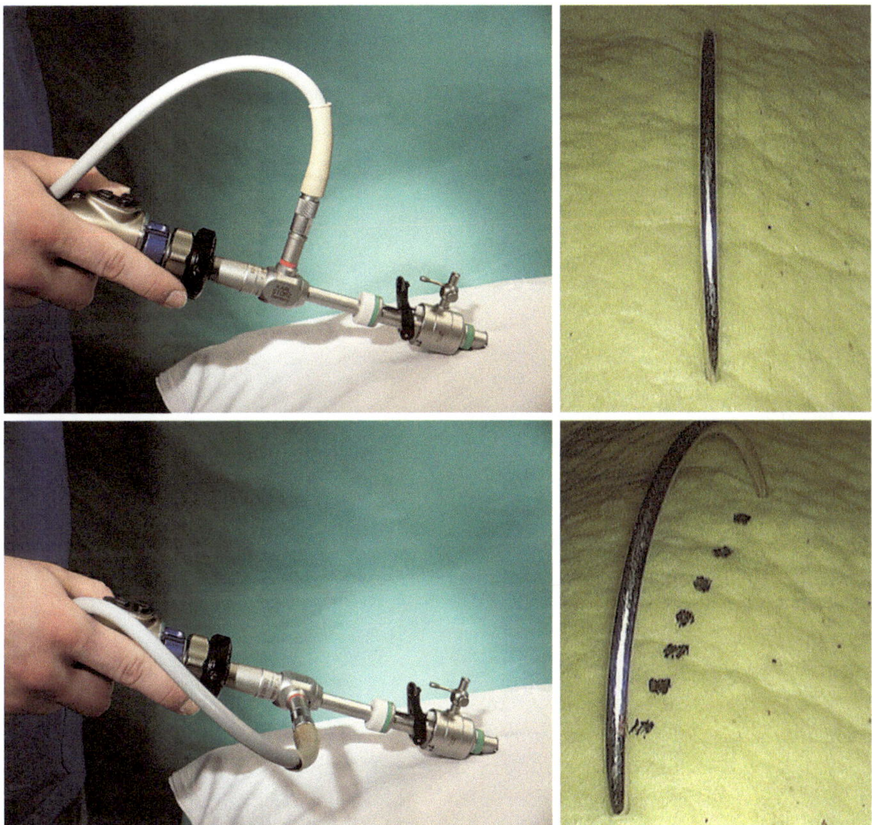

Abb. 1.8 Kamerakopf-Optik-Lichtleitereinheit (mit freundlicher Genehmigung der Firma Karl Storz GmbH & Co. KG)

wird. Dies ist der häufigste Grund, warum bei Operationen, vor allem in der Nacht, eine leere Gasflasche angezeigt wird.

Daneben befindet sich die Anzeige des intraabdominellen Druckes. Eine Grenze, die von der automatischen Druckregelung des Gerätes nicht überschritten werden soll, kann manuell festgelegt werden (rechter Balken). Der aktuelle Druck wird an dem linken Balken angezeigt. Bei normalgewichtigen Patienten sollte der maximale intraabdominelle Druck 15 mmHg nicht überschreiten. Höhere Drücke führen zu der Notwendigkeit eines höheren Beatmungsdruckes mit den sich hieraus ergebenden Konsequenzen für die Lunge sowie zu einer stärkeren Cava-Kompression, die zu einer schlechteren Kreislaufregulation führt. Lediglich bei adipösen Patienten kann zur Platzgewinnung ein intraabdomineller Druck von 20 mmHg gewählt werden. Druckerhöhungen während der Operation, zum Beispiel durch eine Abflachung der Narkose und das sich hieraus ergebende Pressen des Patienten, werden von dem Gerät visuell sowie akustisch angezeigt.

Rechts daneben befindet sich die Anzeige des Gasflusses. Dieser zeigt an, wie viele Liter Gas pro Minute verwendet werden. Wiederum rechts daneben befindet sich die Anzeige des Gesamtverbrauchs während einer Nutzung. Hierunter befinden sich der Anschluss für den Insufflationsschlauch sowie der Stand-by-Knopf.

Bei der Erzeugung eines Kapno-Peritoneums zum Beispiel mittels Veres-Nadel spielen die Druckanzeige und die Anzeige des Gasflusses eine entscheidende Rolle. Nach Durchdringen der Bauchdecke mittels Veres-Nadel sollte der erste Blick dem Thermoflator gelten. Sollten hier ein niedriger Druck (<5 mmHg) sowie ein hoher Gasfluss an-

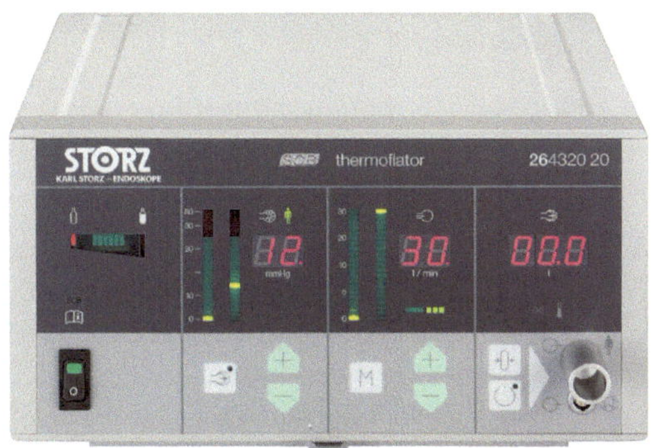

Abb. 1.9 Thermoflator (mit freundlicher Genehmigung der Firma Karl Storz GmbH & Co. KG)

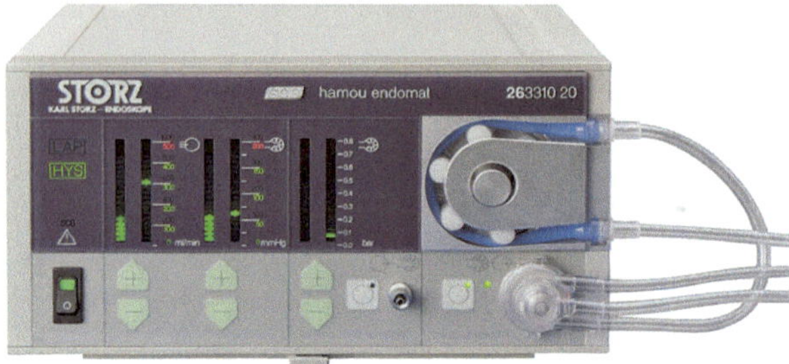

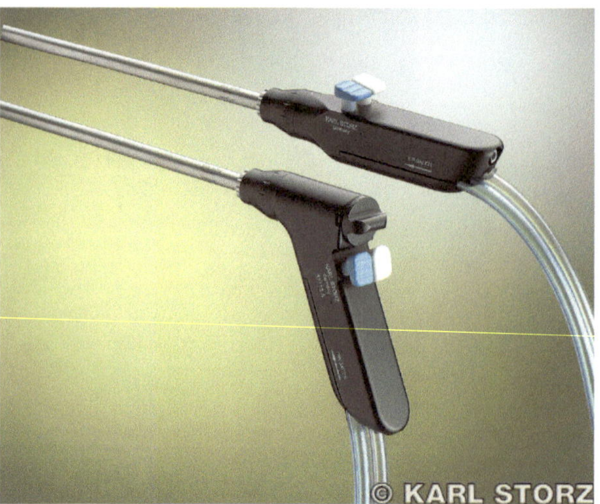

◘ Abb. 1.10 Saug-Spül-Einheit (mit freundlicher Genehmigung der Firma Karl Storz GmbH & Co. KG)

gezeigt werden, ist davon auszugehen, dass man sich in der peritonealen Höhle befindet. Ist jedoch der Druck hoch (meist >20 mmHg) und der Gasfluss sehr gering, befindet man sich in einem Bereich, der einen hohen Widerstand bildet, sodass kein Gas fließen kann. Man befindet sich demnach noch im Bereich der Bauchdecke. In diesem Fall sollte die Verres-Nadel neu platziert werden.

◘ Abb. 1.11 Handstück für die Saug-Spüleinheit (mit freundlicher Genehmigung der Firma Karl Storz GmbH & Co. KG)

Saug-Spül-Einheit

Die Saug-Spül-Einheit (◘ Abb. 1.10) bietet dem Operateur die Möglichkeit, den Situs während der Operation zu spülen bzw. Flüssigkeiten abzusaugen. Die Einstellungen an dem Gerät selbst haben hierbei für die Operation keinen wesentlichen Einfluss. Hier können im Wesentlichen der Spülflüssigkeitsdurchfluss sowie die Saugstärke eingestellt werden. Die Einsatzfähigkeit wird durch das Pflegepersonal hergestellt.

Am Handgriff (◘ Abb. 1.11) befinden sich ein grauer Knopf zum Saugen sowie ein blauer Knopf zum Spülen.

Ein Vorteil dieses Instrumentes besteht in der Möglichkeit, neben dem Saugen und dem Spülen stumpfe Präparationen durchführen zu können, da es sich um ein stumpfes Instrument handelt, bei dem die Verletzungsgefahr für den Darm nicht sehr hoch ist.

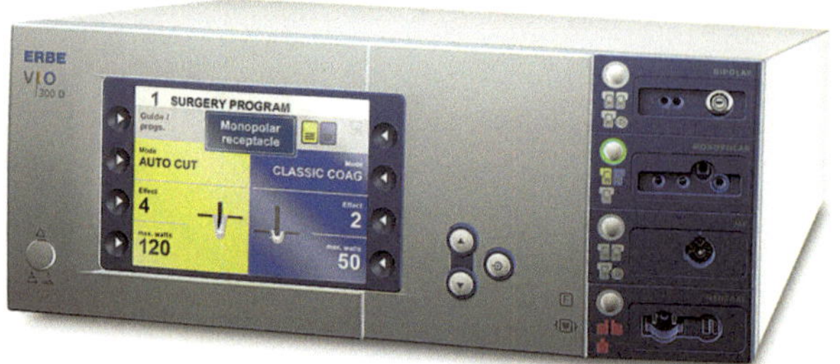

◘ Abb. 1.12 VIO 300D (mit freundlicher Genehmigung der Firma Erbe Elektromedizin GmbH)

1.3.3 Elektrochirurgie in der Laparoskopie

Der Einsatz von elektrischem Strom bei der Anwendung chirurgischer Instrumente (◘ Abb. 1.12 und ◘ Abb. 1.13) ermöglicht eine blutarme Operationsweise und ist für viele Arbeitsschritte unerlässlich. Mit der durch den Strom erzeugten Gewebeerhitzung lassen sich sehr unterschiedliche Koagulationseffekte (blauer Fuß- oder Handschalter) und Schneideeffekte (gelber Fuß- oder Handschalter) erzielen.

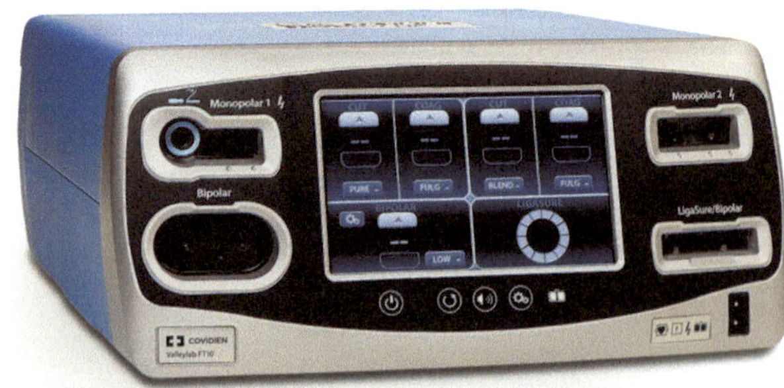

◘ Abb. 1.13 Valleylab Forced Triad (mit freundlicher Genehmigung der Firma Medtronic GmbH)

Physikalische Erklärung der Elektrochirurgie

Der elektrische Strom (Fluss freier Elektronen, Einheit Ampere) wird durch die von dem Elektrochirurgiegerät generierte Spannung (elektrisch wirkende Kraft, Einheit Volt) erzeugt. Die benötigten Spannungen reichen von ungefähr 20 Volt in der Mikrochirurgie bis über 4000 Volt bei Spray Coag und der Argonplasma-Koagulation (APC).

Damit der Patient und der Operateur bei den benötigten hohen Spannungen keinen lebensgefährlichen Stromschlag bekommen, darf weder Gleichstrom noch der sehr gefährliche niederfrequente Wechselstrom des üblichen Stromnetzes (50 Hz) verwendet werden. Da die Intensität

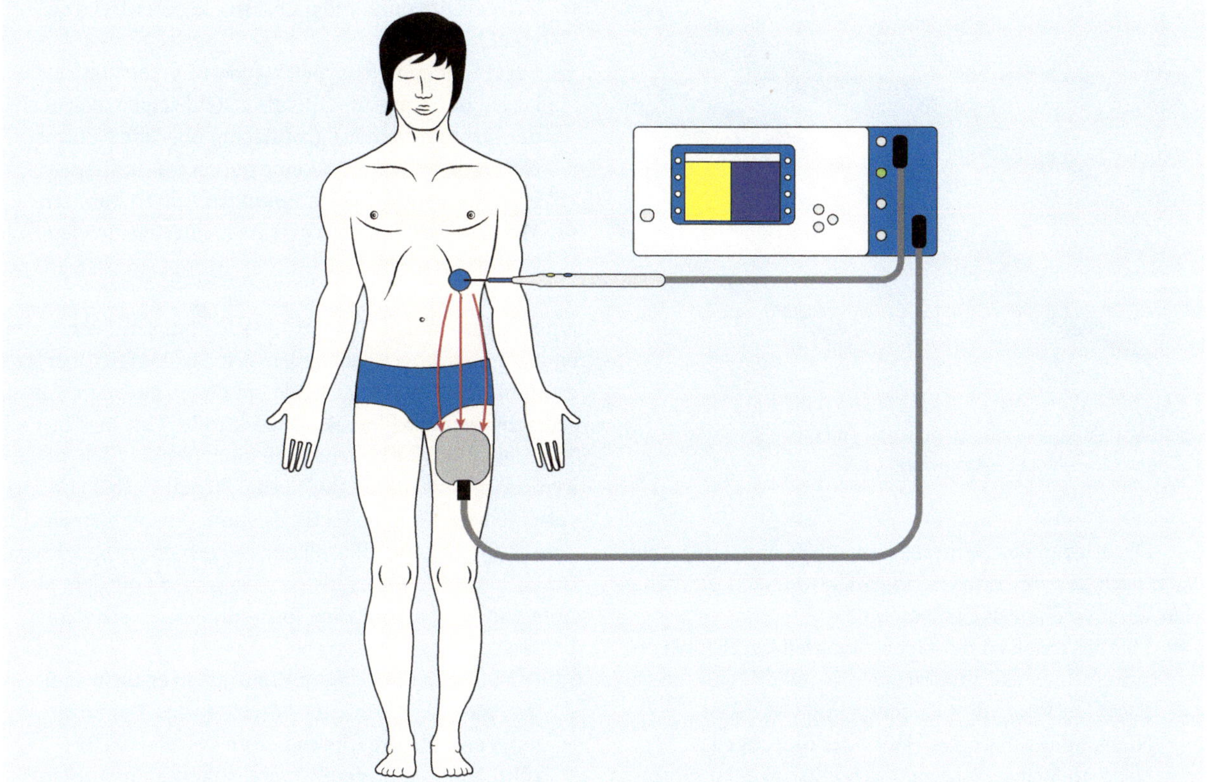

Abb. 1.14 Monopolares Prinzip (mit freundlicher Genehmigung der Firma Erbe Elektromedizin GmbH)

der sogenannten neuromuskulären Reizung (faradischer Effekt) mit sehr viel höheren Wechselstrom-Frequenzen abnimmt und nicht mehr spürbar wird, verwenden elektrochirurgische Geräte einen Wechselstrom von mindestens 200.000 Hz (200 kHz). Aus diesem Grund wird diese elektrochirurgische Technik alternativ Hochfrequenz-, HF- oder Radiofrequenzchirurgie genannt (früher auch chirurgische Diathermie).

Strom kann nur in einem geschlossenen Stromkreis fließen. Im chirurgischen Einsatz wird der Stromkreis über das Elektrochirurgiegerät, das Instrumentenkabel, die Instrumentenelektrode, die erzeugten Funken, den Patienten, die Neutralelektrode und das Neutralelektrodenkabel geschlossen.

Die physikalischen Einflussgrößen auf die erzeugte Temperatur sind im Wesentlichen:

- Stromstärke
- Dauer des Stromflusses
- Spezifischer Widerstand des Stromleiters
- Querschnitt des Stromleiters

Stromstärke und Querschnitt bestimmen die sogenannte Stromdichte. Wo immer die Stromdichte in einem Stromleiter hoch ist, wird er heiß – wie an der Kontaktstelle der Instrumentenelektrode; dort wo die Stromdichte niedrig

ist, bleibt die Temperatur »neutral« – wie im Patientenkörper mit seiner großen Querschnittsfläche und an der großen Kontaktfläche der Neutralelektrode.

Bei Spannungen über ungefähr 200 Volt bilden sich zwischen der Instrumentenelektrode und dem Gewebe Funken. Die Funken leiten den Strom und erzeugen eine besonders hohe Stromdichte an den extrem kleinen Kontaktstellen und schneiden damit das Gewebe. Die Hitze erzeugt gleichzeitig die Hämostase an den Schnittkanten. Mit zunehmender Spannung wird die Hämostase intensiver.

Zudem kann mit der Spannungshöhe und durch technische Modulation des Stroms die Funkenlänge beeinflusst werden. Wie bei verschiedenen Pinseln mit unterschiedlichen Borstenlängen lassen sich kurze Funken für punktuelle Koagulation (z. B. Forced Coag, Swift Coag) und lange Funken für großflächige und oberflächliche Koagulation einsetzen (z. B. Spray, Argonplasma-Koagulation).

Monopolare und bipolare Technik

Monopolare Instrumente verwenden eine einzelne aktive Elektrode (Abb. 1.14). Der Stromkreis wird bei monopolaren Anwendungen über die Neutralelektrode geschlossen. Die meisten monopolaren Instrumente (Abb. 1.15) sind sehr spannungsfest und eignen sich daher für zahlreiche Schneide- und Koagulationseffekte.

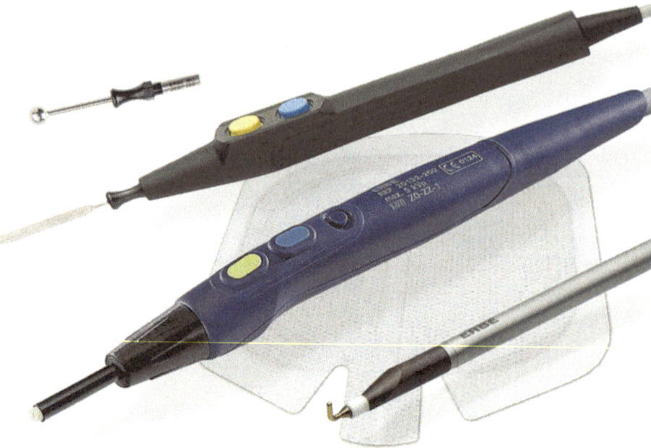

Abb. 1.15 Monopolare Instrumente (mit freundlicher Genehmigung der Firma Erbe Elektromedizin GmbH)

Das Kleben der Neutralelektrode (**Abb. 1.16**) richtet sich nach dem operativen Eingriff sowie nach individuellen Voraussetzungen des Patienten:
- Möglichst nah an der Operationsstelle, z. B. Oberschenkel, Flanke, Oberarm
- Nicht am Kopf, über Knochen und Gelenken
- Nicht auf geschädigter Haut oder Blutungen
- Nicht an Stellen, an denen sich Flüssigkeiten sammeln (unter dem Patienten)
- Druckstellen durch Kabel oder Kabelverbindung vermeiden
- Strompfad nicht über Implantate leiten

- Klebefläche muss möglichst trocken, fettfrei und frei von Haaren sein
- Bei länglichen Neutralelektroden-Formen muss die längliche Seite zum Operationsfeld zeigen, damit sich der Strom möglichst großflächig über die Neutralelektrode verteilt und keine hohen Stromdichten entstehen, die zu Verbrennungen führen könnten
- Wenn möglich sollten geteilte Neutralelektroden genutzt werden

Bipolare Instrumente (**Abb. 1.17**), wie bipolare Scheren und bipolare Fasszangen, schließen den Stromkreis über zwei getrennte Elektroden, die beide mit dem Gewebe in Kontakt gebracht werden. Eine Neutralelektrode wird hierfür nicht benötigt. Bipolare Instrumente sind physikalisch bedingt weniger spannungsfest und ermöglichen deshalb weniger verschiedene Gewebeffekte als monopolare Instrumente. Eine häufig passende Einstellung ist die bipolare Soft-Koagulation. Spezielle bipolare Instrumente können mit dem Mode-Auto-Cut bipolar zusätzlich sogar mit Funken schneiden.

> **Der Strom ist ein »fauler Hund«, d. h. er sucht sich den Weg des geringsten Widerstandes. Der Strom kann also als »Abkürzung« zum Beispiel bei Berührung eines anderen, nicht isolierten Instruments unkontrolliert fließen. Bei unsachgemäßer Lagerung und Berührung der Haut des Patienten z. B. mit dem OP-Tischgestell entstehen Leckströme, die zu Verbrennungen führen können.**

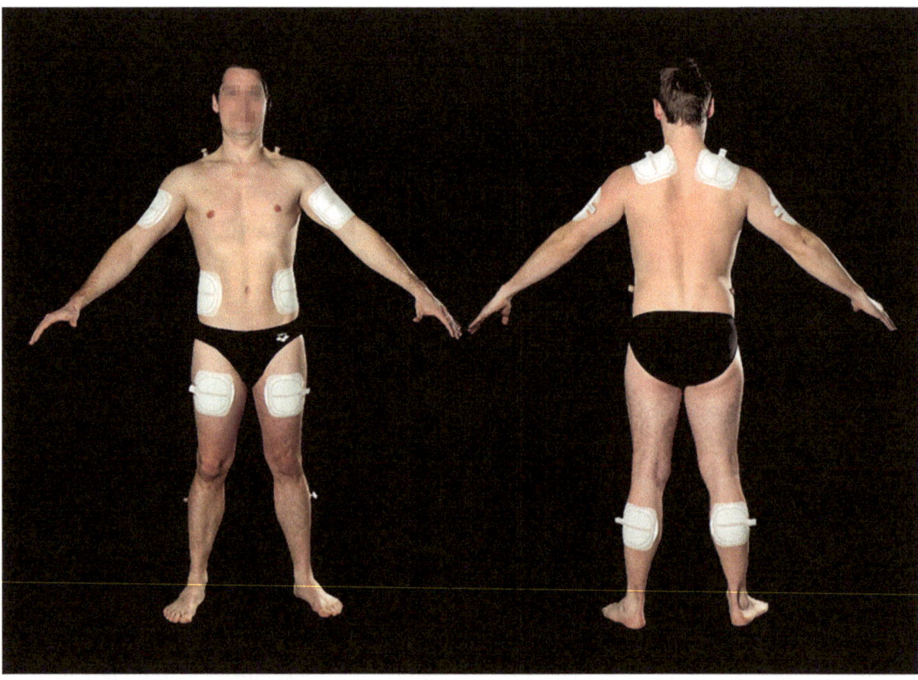

Abb. 1.16 Korrekte Position der Neutralelektrode

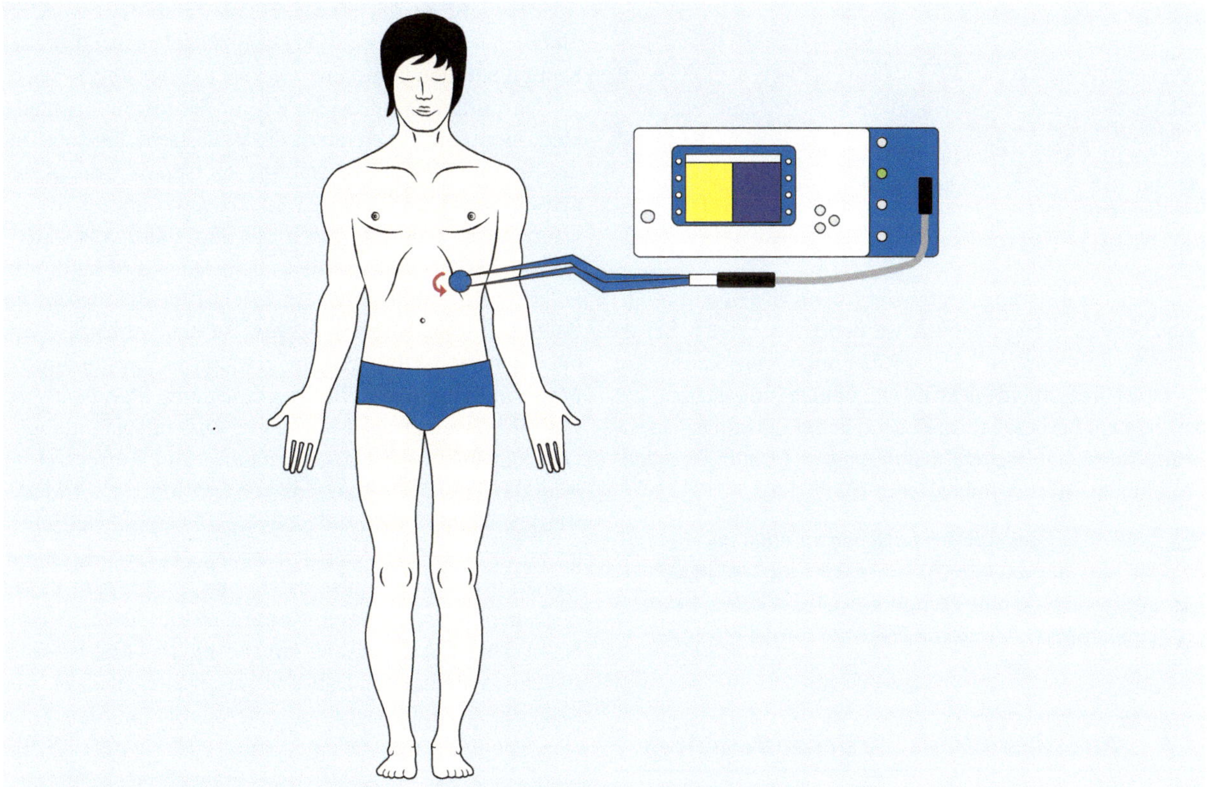

Geräteeinstellungen

Die Einstellmöglichkeiten der Elektrochirurgiegeräte unterscheiden sich je nach Hersteller und Gerätetyp. Häufig sind »Mode«, »Effekt« und zusätzlich die »Leistungsbegrenzung« einstellbar. Bei anderen Geräten werden »Mode« und »Leistung« eingestellt.

▪ Mode

Mit den verschiedenen Schneide- und Koagulationsmodes wird der gewünschte Gewebeeffekttyp gewählt. Für bestimmte Arbeitsschritte und Instrumente sollten passende »Modes« (Betriebsarten) gewählt werden.

▪ Effekt

Mit dem Effekt wird die verwendete Spitzenspannung (Vp) gewählt. Es empfiehlt sich bei Bedarf zunächst den Effekt zu verstellen, da mit dieser Einstellung für jeden Mode die Intensität der Hämostase fein dosiert werden kann (◘ Abb. 1.18). Die am Gerät gewählte und angezeigte Spitzenspannung sollte nicht höher als die Spannungsfestigkeit des Instruments sein.

▪ Leistungsbegrenzung

Das Elektrochirurgiegerät passt die benötigte Leistung für einen gleichbleibenden Gewebeeffekt ständig automatisch

◘ **Tab. 1.1** Beispielmodes der Modelle der Firma Erbe (Erbe Elektromedizin GmbH, Tübingen)

Mode	Eigenschaften
autoCUT	Standardschnitt
autoCUT bipolar	Bipolare Instrumente, die mit Funken schneiden, BiSect
dryCUT	Schnitt mit besonders intensiver Hämostase
softCOAG	Langsame, aber tiefere Koagulation ohne Funken
softCOAG bipolar	Bipolare Scheren, bipolare Fasszangen
forcedCOAG	Punktuelle Koagulation
swiftCOAG	Punktuelle Koagulation mit Präparationseigenschaften
preciseSECT	Präparationsmode
thermoSEAL, BiClamp	Thermofusion zur Versiegelung großer Gefäße
forcedAPC	Argonplasma-Koagulation für flächige Koagulation und gezielte Devitalisierung)

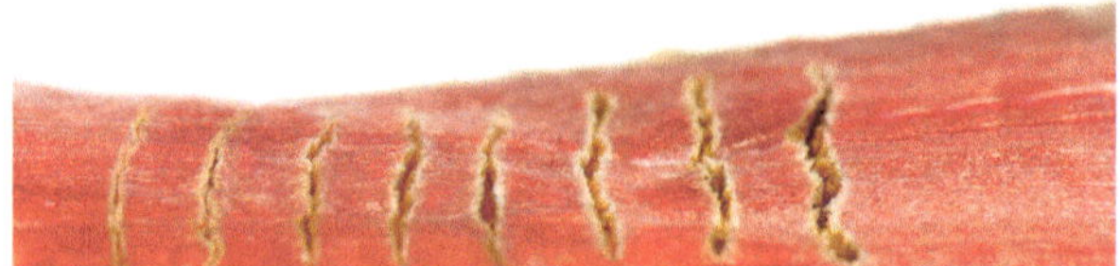

Abb. 1.18 Schnitte mit unterschiedlichen Einstellungen am KF-Generator

an. Mit der Leistungsbegrenzung kann die maximal abgegebene Leistung begrenzt werden (max. Watt). Bei zu niedrig eingestellten Leistungsbegrenzungen kann zum Beispiel die Schneideelektrode nicht mehr ausreichend gut schneiden. Bei bereits ausreichend hoher Leistungsbegrenzung führt eine weitere Erhöhung der Leistungsbegrenzung nicht zu einer intensiveren Hämostase.

> **Sowohl bei der laparoskopischen als auch bei der konventionellen Chirurgie sollte zu Beginn der Weiterbildung eine Fachgerechte Fortbildung bezüglich der Nutzung von Elektrochirurgie erfolgen.**

1.4   Anästhesiologische Besonderheiten

Es erfolgt bei laparoskopischen Eingriffen in der Regel eine Intubationsnarkose. Sie kann bei kurzen Eingriffen in normaler Rückenlagerung mittels Larynxmaske durchgeführt werden.

Je nach Standard des Hauses kann eine präemptive Analgesie, dass heißt eine Lokalanästhesie im Bereich der Trokarinzisionsstellen erfolgen. Es konnte in einigen Studien gezeigt werden, dass Patienten, bei denen eine präemptive Analgesie durchgeführt wurde, postoperativ weniger Schmerzen angegeben haben. Man führt dies auf eine Vermeidung der zentralen Sensibilisierung der Nozizeptoren, dem sogenannten Schmerzgedächtnis, zurück.

Bei laparoskopischen Eingriffen ist auf eine dauerhaft ausreichende Relaxierung zu achten. Vom Setzen der Trokare an bis zum Ende eines laparoskopischen Eingriffes bedarf es einer ausreichenden Relaxierung, um Komplikationen, zum Beispiel bei Erzeugen des Kapno-Peritoneums zu vermeiden. Dies erfordert oft eine Nachbeatmung des Patienten, da der Anästhesist bis zum Faszienverschluss die Relaxierung aufrecht hält, weshalb hier eine Rücksichtnahme des Operateurs vonnöten ist.

Eine gute Kommunikation zwischen Chirurg und Anästhesist ist bei laparoskopischen Eingriffen die Grundvoraussetzung. Zudem bedarf es auf beiden Seiten adäquater Kenntnisse und des Verständnisses der spezifischen Bedürfnisse der jeweils anderen Seite bei diesen Eingriffen.

Bei nicht ausreichender Relaxierung kann es durch plötzliches Husten oder Pressen zu lebensgefährlichen Komplikationen kommen.

Durch die Erzeugung des Kapno-Peritoneums sinkt das Herzminutenvolumen durch die Vorlastsenkung aufgrund der Kompression der zentralvenösen Gefäße. Zudem steigen der arterielle Gefäßwiderstand sowie konsekutiv der arterielle Mitteldruck durch die Expression vasoaktiver Substanzen. Dies ist vor allem bei kardial und kardiovaskulär Vorerkrankten zu berücksichtigen. Bei diesem Patientengut sollte eine präoperative kardiale Abklärung und bei Operationsfähigkeit ein erweitertes intraoperatives Monitoring (arterielle Blutdruckmessung, Monitoring des zentralvenösen Druckes) erfolgen. Zudem sollte hier eine Druckeinstellung bei der Erzeugung und Aufrechterhaltung des Kapno-Peritoneums von ≥12 mmHg vermieden werden. Sollte es während eines laparoskopischen Eingriffes zu einer akuten Verschlechterung der Herz-Kreislauf-Situation kommen, muss das Kapno-Peritoneum unverzüglich reduziert werden. Kommt es hierdurch zu einer Stabilisierung, kann in Rücksprache mit dem Anästhesisten mit einem niedrigeren Druck sowie gegebenenfalls in einer weniger extremen Lagerung weiteroperiert werden. Sollte eine Stabilisierung ausbleiben, muss eine Konversion oder möglicherweise der Abbruch des Eingriffs erfolgen.

Durch laparoskopische Eingriffe kommt es zu einer passageren Minderperfusion intraabdomineller Organe. Dies konnte in zahlreichen Studien belegt werden. Eine Gefährdung der Patienten hierdurch konnte jedoch nicht belegt werden.

Pulmonal fordern hohe intraabdominelle Drücke hohe Beatmungsdrücke. Dies bedingt eine Abnahme der Compliance und der funktionellen Residualkapazität, was zu einer Zunahme des Rechts-Links-Shunts führt.

Bei laparoskopischen Eingriffen ist die Resorption des verwendeten CO_2 zu Beginn und am Ende der Insufflation durch die geringere Kapillarkompression am größten. Die Eliminierung des CO_2 führt zu einer Erhöhung des Atemminutenvolumens intraoperativ sowie zu einer erhöhten Atemarbeit postoperativ was wiederum zu einer Erhöhung des intrazerebralen Druckes um bis zu 5 mmHg führen kann. Hierdurch bedingt raten einige Studien von laparoskopischen Eingriffen bei Patienten mit Schädel-Hirn-Traumata ab. Zumindest bedarf es hier eines intrazerebralen Druckmonitorings bei laparoskopischen Eingriffen.

1.5 Laparoskopische Instrumente

Auswahl laparoskopischer Instrumente

1. Monopolarer Haken
2. Monopolare Schere
3. Bipolare Schere
4. Greifinstrumente
5. Clipappliaktor
6. 6-mm-Mehrfachtrokar
7. 11-mm-Mehrfachtrokar
8. Einwegtrokare
9. Veressnadel
10. Linearstapler
11. Zirkulärstapler
12. Ultraschallschere
13. Bipolares laparoskopisches Schneide- und Koagulationsinstrument

■ 1 Bestandteile eines laparoskopischen Instruments

Ein laparoskopisches Instrument besteht in der Regel aus 3 Teilen, dem Handgriff (■ Abb. 1.19), dem Effektor und der Hülse. Diese ist meist isoliert, sodass hier monopolarer und bipolarer Strom verwendet werden kann.

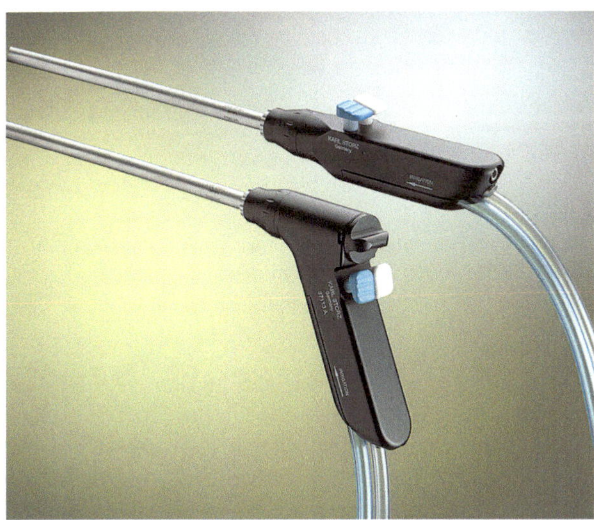

■ **Abb. 1.19** Handstück für die Saug-Spüleinheit (mit freundlicher Genehmigung der Firma Karl Storz GmbH & Co. KG)

■ 2 Monopolarer Haken

Zur Präparation kann ein Haken genutzt werden, z. B. um das Peritoneum an der Gallenblase zu öffnen. Der Haken wird mit monopolarem HF-Strom genutzt (■ Abb. 1.20).

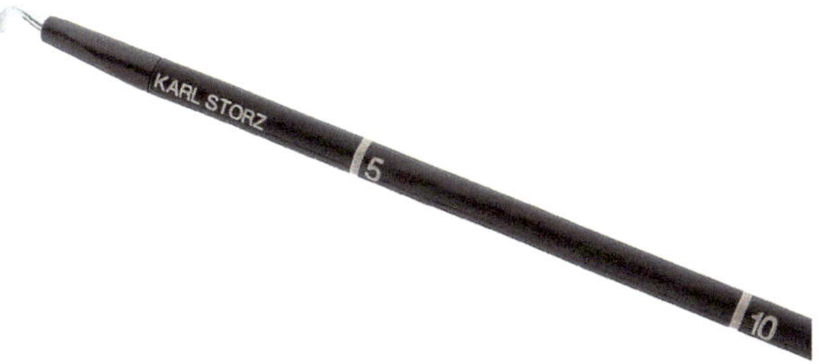

■ **Abb. 1.20** Monopolarer Haken (mit freundlicher Genehmigung der Firma Karl Storz GmbH & Co. KG)

■ 3 Monopolare Schere

Die Scheren können unterschiedliche Formen und Größen aufweisen. Bei der monopolaren, etwas gekrümmten Schere kann zusätzlich zur mechanischen Schneidefunktion koaguliert werden (■ Abb. 1.21).

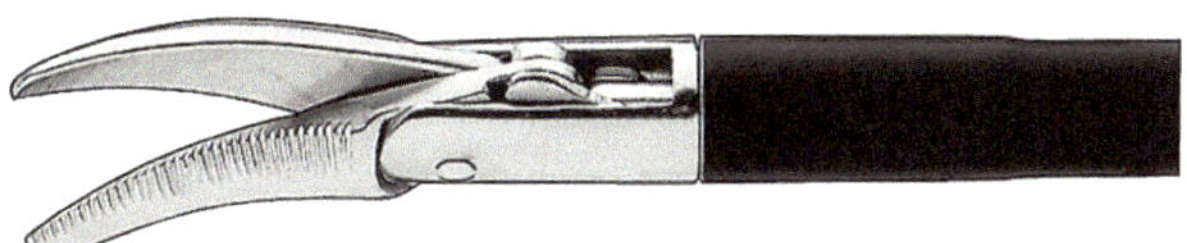

■ **Abb. 1.21** Schere, monopolar (mit freundlicher Genehmigung der Firma Karl Storz GmbH & Co. KG)

■ 4 Bipolare Schere

Die bipolare Schere (■ Abb. 1.22) ist für die Nutzung mit HF-Strom ausgerichtet.

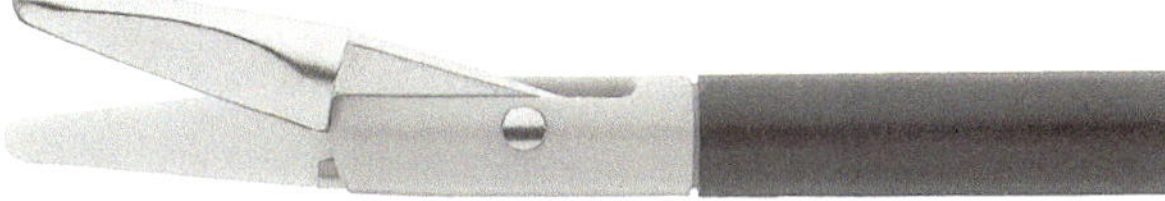

■ **Abb. 1.22** Schere, bipolar (mit freundlicher Genehmigung der Firma Karl Storz GmbH & Co. KG)

▪ 5 Greifinstrumente

Eine Pinzette und eine Greifzange (◘ Abb. 1.23) gehören zur Standardausstattung eines laparoskopischen Arbeitsplatzes. Form und Größe wiederum sind Geschmacksache. Beim Greifen von sensiblem Gewebe wie zum Beispiel dem Darm sollte man auf atraumatische Greifer zurückgreifen.

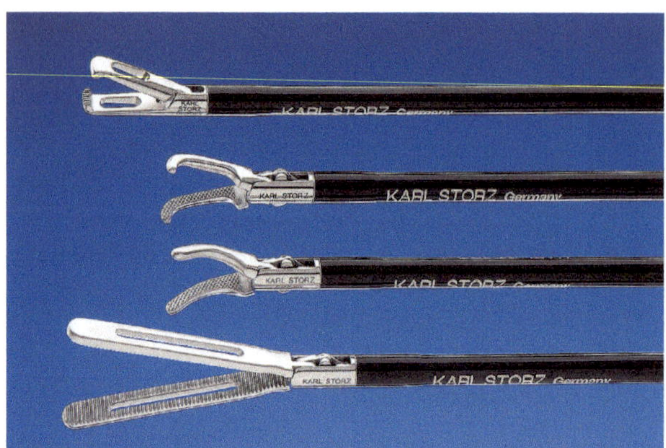

◘ **Abb. 1.23** Greifinstrumente (mit freundlicher Genehmigung der Firma Karl Storz GmbH & Co. KG)

▪ 6 Clipapplikator

Clipapplikatoren (◘ Abb. 1.24) können mit Mehrfachmagazinen oder nachladbar, als wiederverwertbares und als Einweginstrument bezogen werden.

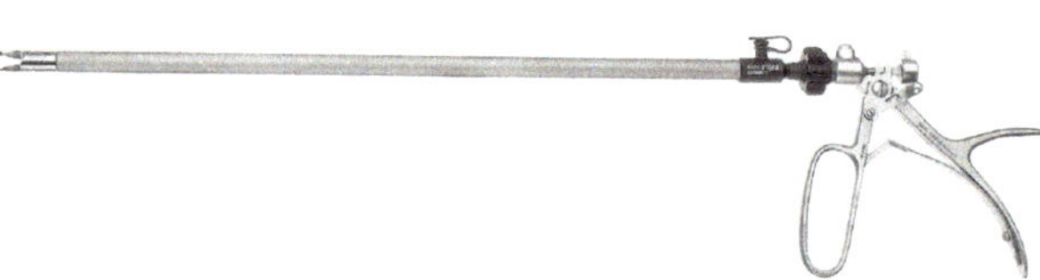

◘ **Abb. 1.24** Clipapplikator (mit freundlicher Genehmigung der Firma Karl Storz GmbH & Co. KG)

▪ 7 6-mm-Mehrfachtrokar

Die Trokare unterscheiden sich in Durchmesser, Wiederverwertbarkeit und Länge. Der 6-mm-Mehrfachtrokar (◘ Abb. 1.25) ist der Standardzugang für die meisten 5-m-Instrumente. Die Trokare dienen als Schleuse für die lapa-

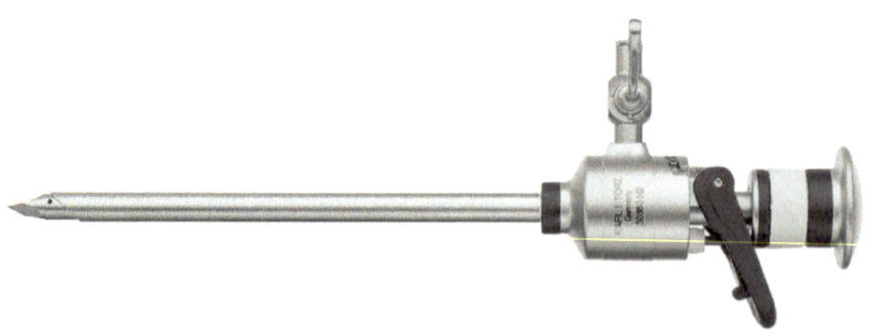

◘ **Abb. 1.25** 6-mm-Trokar (mit freundlicher Genehmigung der Firma Karl Storz GmbH & Co. KG)

roskopischen Instrumente und müssen den Überdruck des Kapno-Peritoneums abdichten. Die Trokare werden mit Hilfe der Trokardorne in die Bauchdecke eingebracht.

▪ 8 11-mm-Mehrfachtrokar

Dieser Trokar (◘ Abb. 1.26) wird meist für die Optik sowie für Instrumente wie den Clipapplikator genutzt. Ein Adapter kann den Trokar auch für 5-mm-Instrumente abdichten, sodass dieser Trokar auch mit 5-mm-Instrumenten genutzt werden kann.

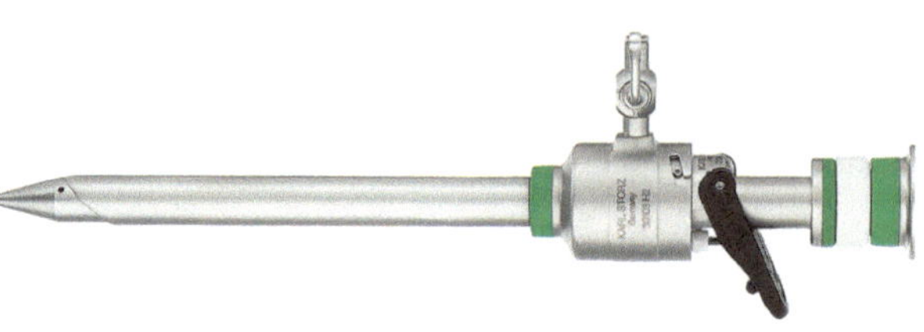

◘ **Abb. 1.26** 11-mm-Trokar (mit freundlicher Genehmigung der Firma Karl Storz GmbH & Co. KG)

▪ 9 Einwegtrokare

Einwegtrokare (◘ Abb. 1.27) haben den Vorteil, dass man keinen Adapter zur Reduktion des Durchmessers benötigt, man kann also auch dünnere Instrumente einbringen, ohne dass er undicht wird. Mit dem Sichtdorn kann unter Sicht durch die Bauchdecke der Trokar eingebracht werden.

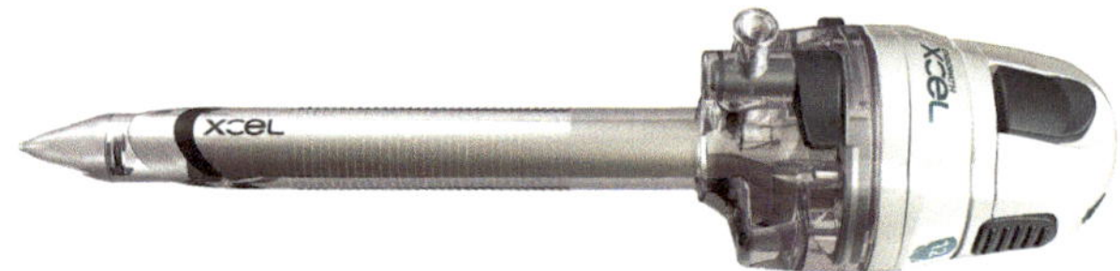

◘ **Abb. 1.27** Einwegtrokar (mit freundlicher Genehmigung von ©Johnson & Johnson Medical GmbH 2016)

▪ 10 Veressnadel

Die Haut wird mit einer kleinen Inzision versehen und daraufhin mit Hilfe von zwei beidseits platzierten Backhausklemmen angehoben. Die Veressnadel wird an der Inzisionsstelle durch die Schichten der Bauchwand eingeführt. Sobald diese alle durchdrungen sind (zwei prominente Widerstände sind zu überwinden) und die Nadelspitze intraperitoneal liegt, schnellt der schneidende Teil des Instrumentes zurück um Verletzungen der Bauchorgane vorzubeugen (◘ Abb. 1.28).

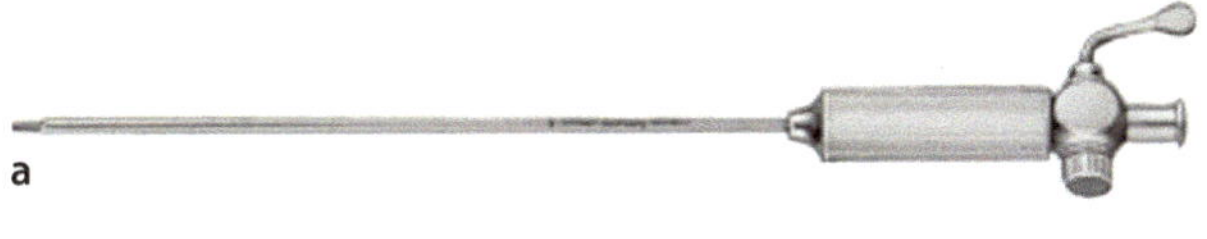

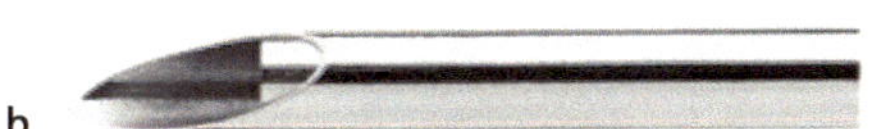

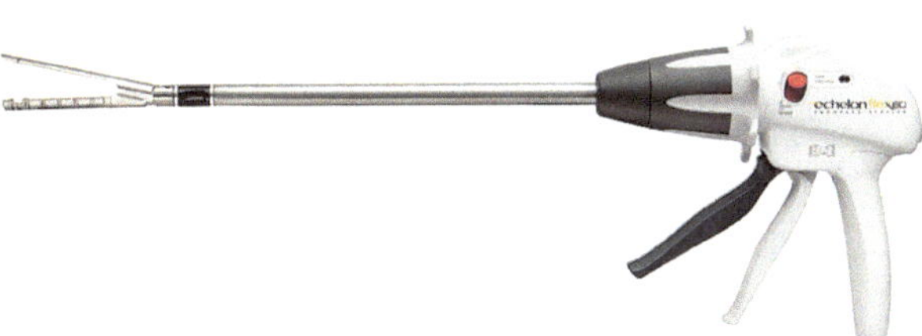

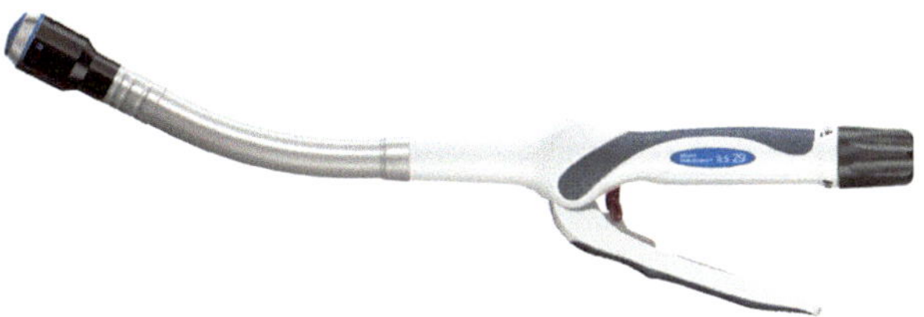

▣ Abb. 1.28 a, b Veressnadel. **a** mit freundlicher Genehmigung der Firma Karl Storz GmbH & Co. KG, **b** mit freundlicher Genehmigung der Firma ©Johnson & Johnson Medical GmbH 2016

▪ 11 Linearstapler

Die Klammernahtgeräte haben wesentlich zu der laparoskopischen Revolution beigetragen. In dem Magazin befinden sich zum einen Klammerreihen (meist 2–3 Reihen pro Seite) und zum anderen eine Messerklinge. Bei Auslösen der Stapler (▣ Abb. 1.29) werden zunächst die Klammern in das Gewebe gedrückt und dann wird in der Mitte das Gewebe durchtrennt. Die Funktion der unterschiedlichen Fabrikate sollte vor Anwendung gelernt werden.

▣ Abb. 1.29 Linearstapler (mit freundlicher Genehmigung der Firma ©Johnson & Johnson Medical GmbH 2016)

▪ 12 Zirkulärstapler

Zur Anastomose werden z. B. bei der Rektumresektion Zirkulärklammernahtgeräte angewandt. Dabei sind die Klammern doppelreihig zirkulär angeordnet und ein Rundmesser stanzt die Zylinder der zu verbindenden Darmenden aus (▣ Abb. 1.30).

▣ Abb. 1.30 Zirkulärstapler (mit freundlicher Genehmigung von ©Johnson & Johnson Medical GmbH 2016)

▪ 13 Ultraschallschere

Die Ultraschalldissektion basiert auf einer sehr schnelle Bewegung zwischen den Branchen. Es entsteht Hitze, die zur Koagulation genutzt wird.

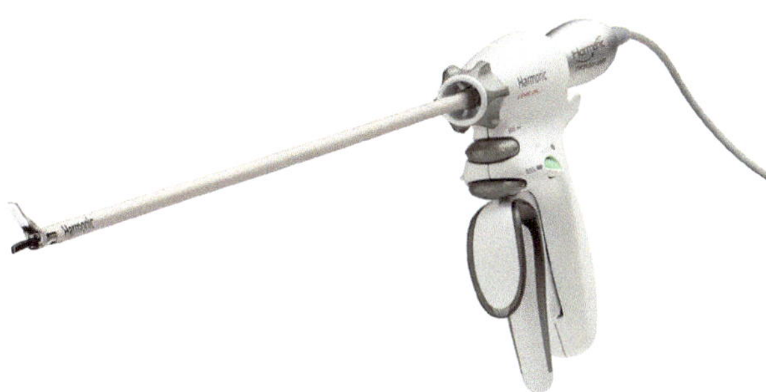

▣ Abb. 1.31 Ultraschallschere (mit freundlicher Genehmigung der Firma ©Johnson & Johnson Medical GmbH 2016)

▪ 14 Bipolares laparoskopisches Schneide- und Koagulationsinstrument

Weitere Instrumente können als Kombination eingesetzt werden und Schneide- und Koagulationseffekte erzeugt werden.

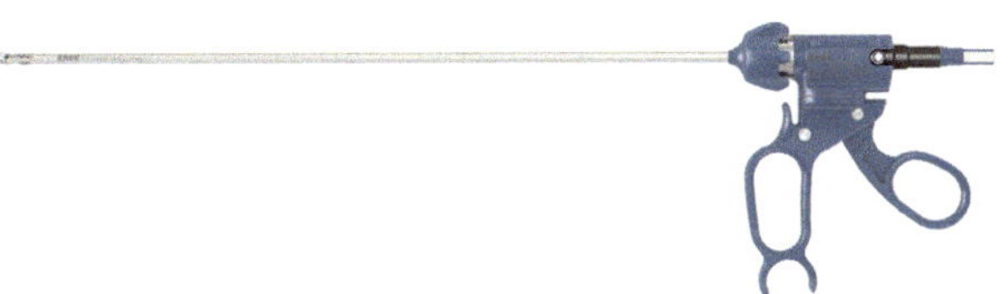

▣ Abb. 1.32 Bipolares laparoskopisches Schneide- und Koagulationsinstrument (mit freundlicher Genehmigung der Firma Erbe Elektromedizin GmbH)

Nahttechniken

P. Wilhelm, A. Kirschniak

A. Kirschniak, F. A. Granderath (Hrsg.), *Laparoskopie in der chirurgischen Weiterbildung*,
DOI 10.1007/978-3-662-50523-6_2, © Springer-Verlag GmbH Deutschland 2017

2.1   Intrakorporaler Standardknoten

Knotenpunkte der intrakorporalen Naht

1. Einbringen der Nadel
2. Ausrichten der Nadel
3. Durchstechen des rechten Wundrandes
4. Durchzug des Fadens
5. Durchstechen des linken Wundrandes
6. Übernahme der Nadel
7. Doppelwicklung
8. Festziehen
9. Entgegengesetzte Einzelwicklung
10. Festziehen
11. Gleichgerichtete Einzelwicklung
12. Arretierung des Knotens
13. Abschneiden der Fadenenden

■ 1. Einbringen der Nadel

Die Nadel wird über den größten Trokar eingebracht. Dazu erfolgt das Greifen des Fadens kurz vor dem Ansatz der Nadel (■ Abb. 2.1).

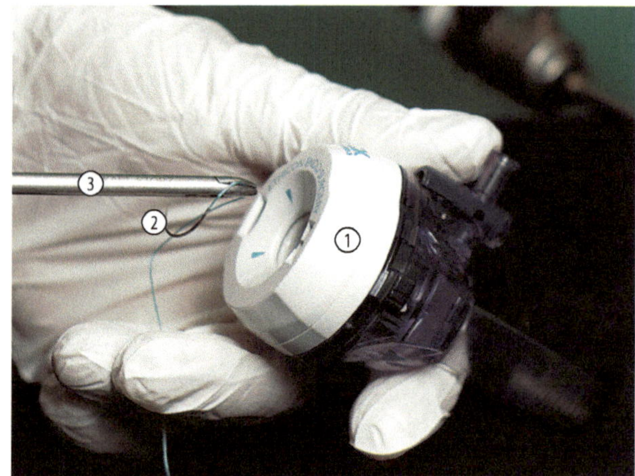

■ **Abb. 2.1** Einbringen der Nadel durch den Trokar
1 12 mm-Sicherheitstrokar
2 Nadel
3 Nadelhalter

■ 2. Ausrichten der Nadel

Die Nadel wird mit dem linken Instrument im vorderen Drittel gefasst. Nadel und Instrument bilden dabei ein »Scharnier«. Der Nadelhalter greift den Faden nahe am Nadelansatz und richtet die Nadel im Raum aus. Fällt das Licht frontal auf die Nadel, so zeigt der Lichtreflex die korrekte Position an (■ Abb. 2.2).

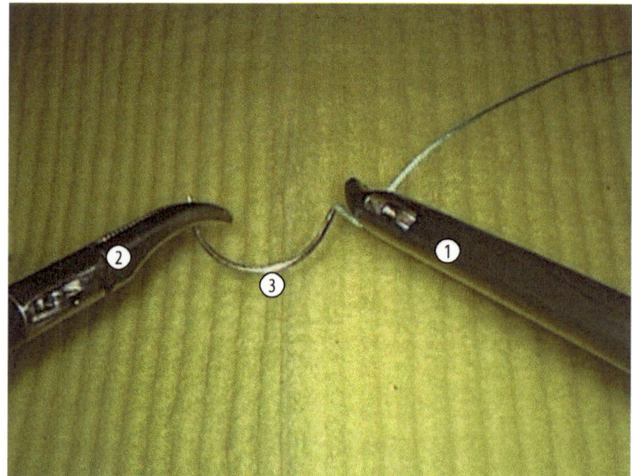

■ **Abb. 2.2** Ausrichten der Nadel
1 Nadelhalter
2 Dissektor
3 Lichtreflex der Nadel bei Ausrichtung

■ 3. Durchstechen des rechten Wundrandes

Der rechte Wundrand wird senkrecht durchstochen. Das linke Instrument übernimmt die Nadel und beendet den Durchstich. Danach übernimmt der Nadelhalter die Nadel erneut (■ Abb. 2.3).

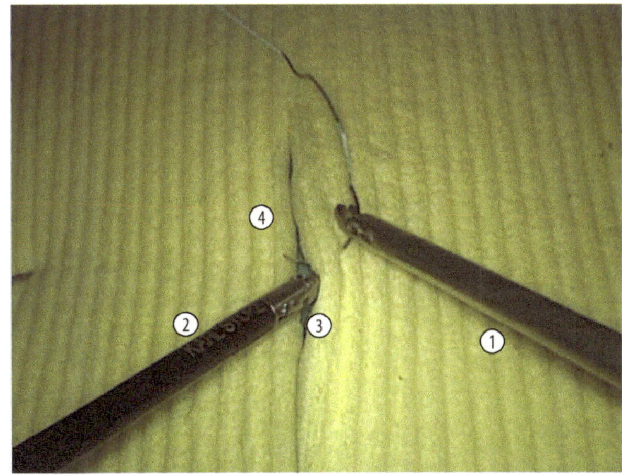

■ **Abb. 2.3** Einstich in den rechten Wundrand
1　Nadelhalter
2　Dissektor
3　rechter Wundrand
4　linker Wundrand

■ 4. Durchzug des Fadens

Das linke Instrument bildet ein Hypomochleon, während der Faden durchgezogen wird (■ Abb. 2.4).

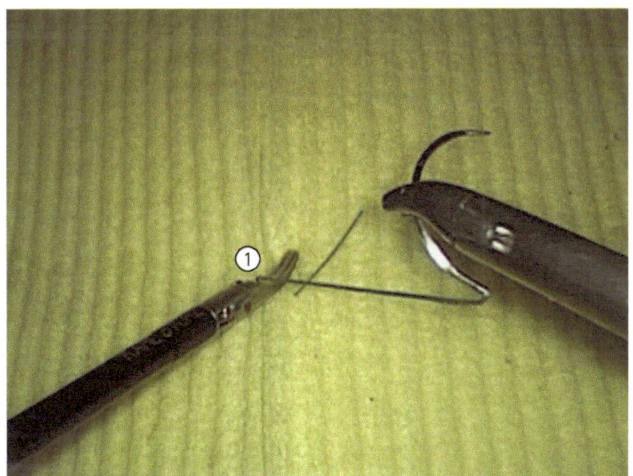

■ **Abb. 2.4** Durchzug des Fadens
1　Dissektor als Hypomochleon

■ 5. Durchstechen des linken Wundrandes

Der linke Wundrand wird durchstochen, bis die Nadel zu einem Drittel auf der Gegenseite ausgetreten ist (■ Abb. 2.5).

❯ **Der Durchstich wird diesmal nicht mit dem linken Instrument beendet!**

■ **Abb. 2.5** Durchstich durch den linken Wundrand
1　austretende Nadelspitze

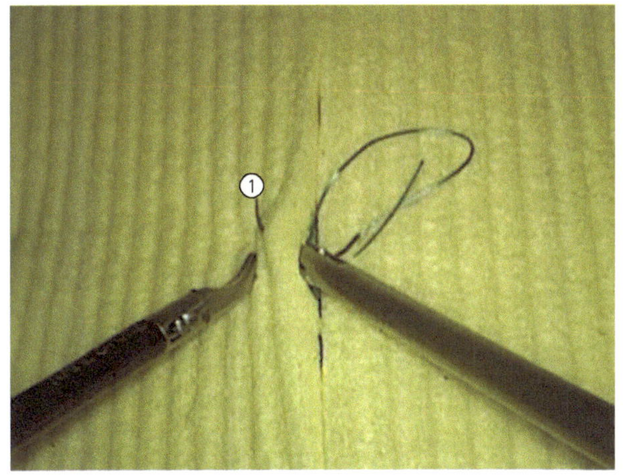

▪ 6. Übernahme der Nadel

Die Nadel wird mit dem linken Instrument fixiert. Der Nadelhalter übernimmt die Nadelspitze und komplettiert den Durchstich, sodass die Nadel nun im vorderen Drittel vom Nadelhalter gefasst wird (◘ Abb. 2.6).

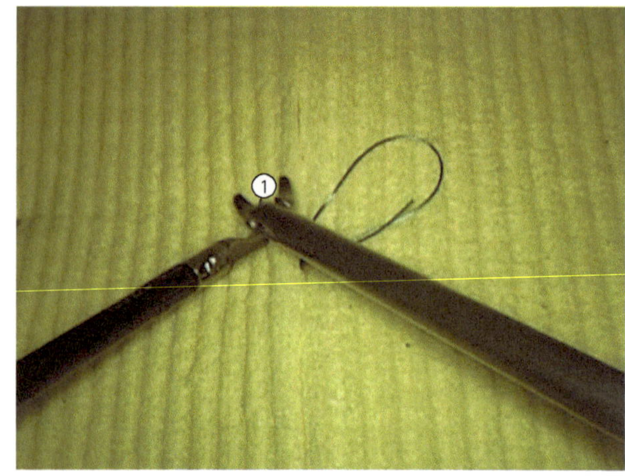

◘ **Abb. 2.6** Übernahme der Nadel
1   Nadelspitze

▪ 7. Doppelwicklung

Der Dissektor wird zwischen den beiden Fäden platziert. Es erfolgen zwei Wicklungen des Fadens um das linke Instrument (◘ Abb. 2.7).

> ❯ **Die Wicklungen müssen locker um das Instrument zum Liegen kommen, damit sich der Faden nicht in der Effektor-Mechanik verfängt!**

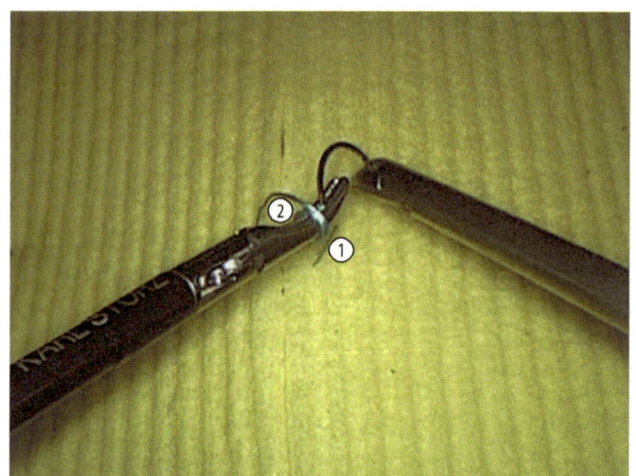

◘ **Abb. 2.7** Doppelwicklung
1   Fadenende
2   Wicklung; 1 von 2 um den Dissektor

▪ 8. Festziehen

Der Dissektor greift das Fadenende und die Doppelwicklung wird in beide Richtungen festgezogen. Perpendikuläre Traktion auf die angezogene Wicklung sollte danach vermieden werden (◘ Abb. 2.8).

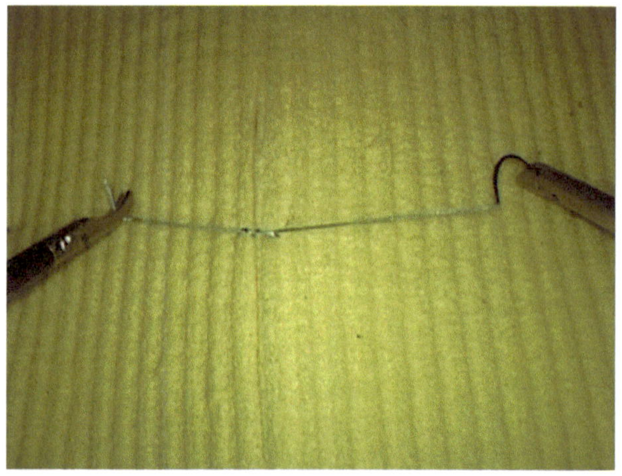

◘ **Abb. 2.8** Festziehen der Doppelwicklung

9. Entgegengesetzte Einzelwicklung

Der Dissektor wird erneut zwischen den beiden Fäden platziert. Es erfolgt eine den ersten beiden Wicklungen entgegengesetzte Wicklung des Fadens um das linke Instrument und das erneute Festziehen der beiden Fadenenden in beide Richtungen (Abb. 2.9).

Abb. 2.9 Entgegengesetzte Einzelwicklung
1 Fadenende
2 gegenläufige Einzelwicklung
3 festgezogene Doppelwicklung

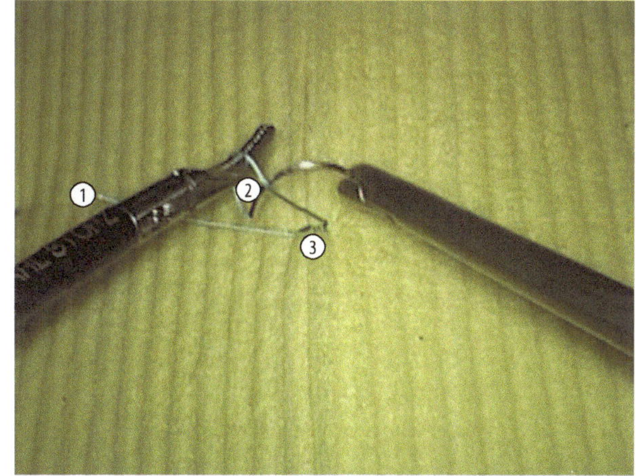

10. Festziehen

Die Einzelwicklung wird in beide Richtungen festgezogen (Abb. 2.10).

Abb. 2.10 Festziehen der Einzelwicklung

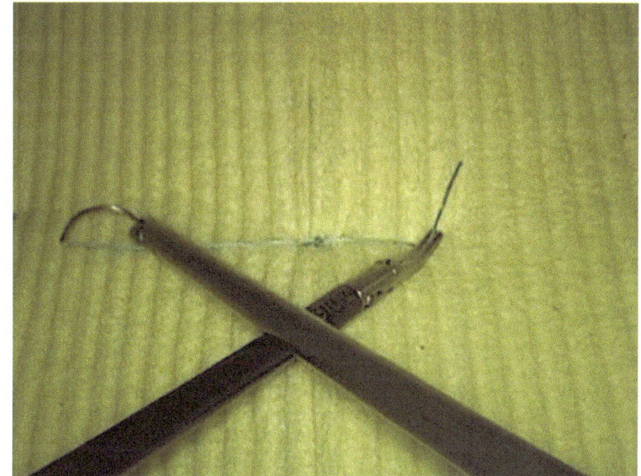

11. Gleichgerichtete Einzelwicklung

Der Dissektor wird erneut zwischen den beiden Fäden platziert. Es erfolgt eine den ersten beiden Wicklungen entsprechende Wicklung des Fadens um das linke Instrument und das erneute Festziehen der beiden Fadenenden in beide Richtungen.

12. Arretierung des Knotens

Durch Zugrichtungswechsel der Fadenenden wird der Knoten arretiert (Abb. 2.11).

Abb. 2.11 Arretierung des Knotens

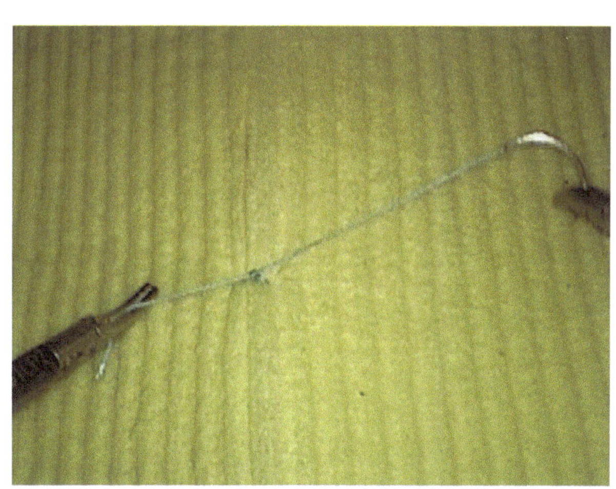

■ **13. Abschneiden der Fadenenden**

Beide Fadenenden werden mit dem Dissektor gegriffen. Der Nadelhalter wird gegen die Schere ausgetauscht und beide Enden werden abgeschnitten (◘ Abb. 2.12).

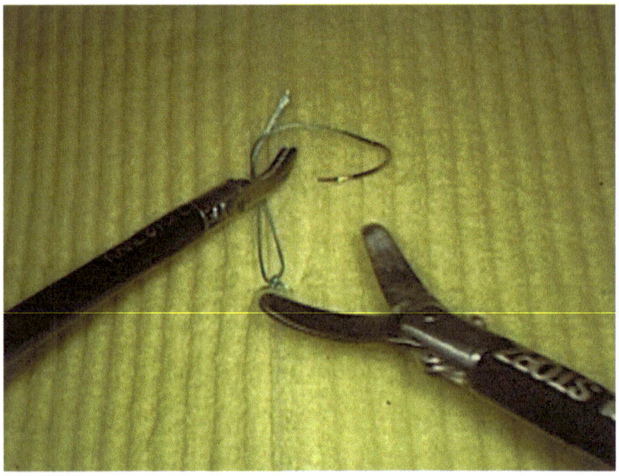

◘ **Abb. 2.12** Abschneiden der Fadenenden

2.2 Intrakorporaler Wickelknoten

Knotenpunkte des intrakorporalen Wickelknotens

1. Einbringen der Nadel
2. Ausrichten der Nadel
3. Durchstechen des rechten Wundrandes
4. Durchzug des Fadens
5. Durchstechen des linken Wundrandes
6. Übernahme der Nadel
7. Axiale Doppelwicklung
8. Wechsel der Nadel
9. Greifen des Fadenendes
10. Festziehen
11. Entgegengesetzte axiale Einzelwicklung
12. Festziehen
13. Gleichgerichtete axiale Einzelwicklung
14. Arretierung des Knotens
15. Abschneiden der Fadenenden

■ **1.–6.** ▶ **Abschn. 2.1**

■ **7. Axiale Doppelwicklung**

Der Dissektor spannt im Sinne eines Hypomochleons den Faden. Durch axiale Rotation des Nadelhalters im Uhrzeigersinn erfolgt die zweimalige Umwicklung des Fadens um den Nadelhalter (◘ Abb. 2.13).

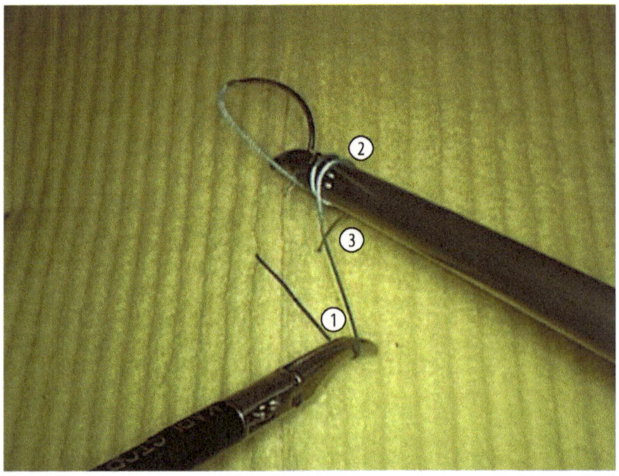

◘ **Abb. 2.13** Axiale Doppelwicklung
1 Hypomochleon
2 axiale Doppelwicklung
3 Fadenende

8. Wechsel der Nadel

Der Dissektor übernimmt die Nadel vom Nadelhalter
(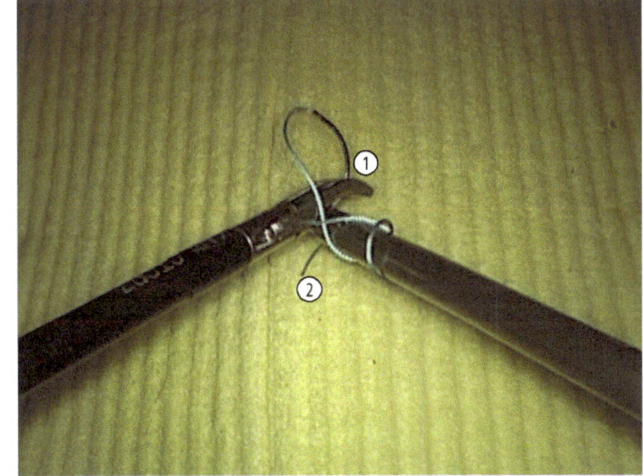 Abb. 2.14).

Abb. 2.14 Wechsel der Nadel von Nadelhalter auf Dissektor
1 Übernahme des Fadens
2 Fadenende

9. Greifen des Fadenendes

Der Nadelhalter greift das freie Fadenende (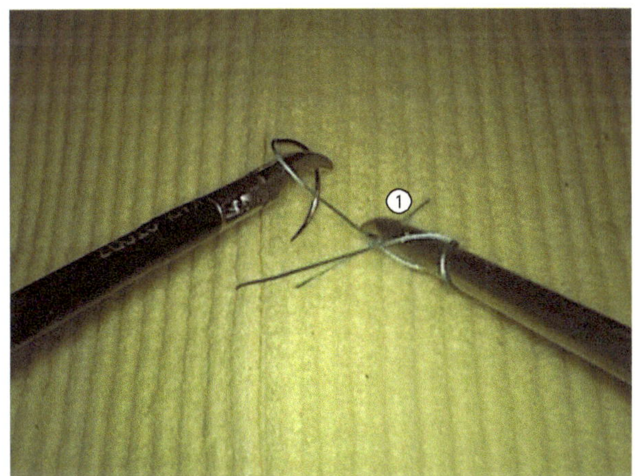 Abb. 2.15).

Abb. 2.15 Greifen des Fadenendes mit dem Nadelhalter
1 Fadenende

10. Festziehen

Die Doppelwicklung wird in beide Richtungen festgezogen. Die perpendikuläre Traktion auf die angezogene
Wicklung sollte danach vermieden werden. Der Nadelhalter übernimmt erneut die Nadel und der Dissektor
greift das freie Fadenende. Sodann erfolgt das erneute Fest-
ziehen der Enden (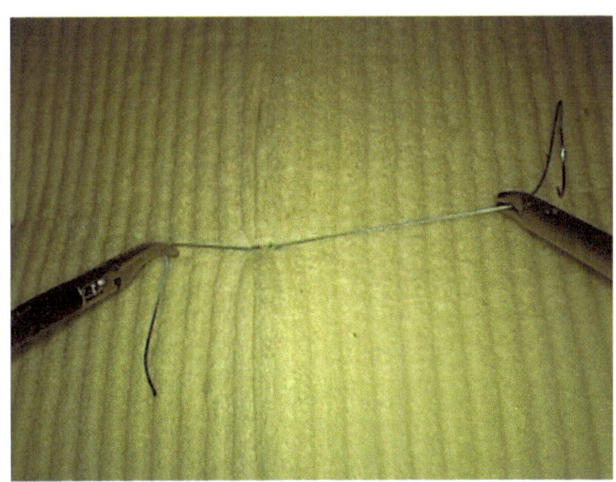 Abb. 2.16).

Abb. 2.16 Erneutes Festziehen der Enden
1 Nadel
2 Fadenende

▪ 11. Entgegengesetzte axiale Einzelwicklung

Der Dissektor lässt das freie Fadenende los und spannt im Sinne eines Hypomochleons erneut den Faden. Durch axiale Rotation des Nadelhalters gegen den Uhrzeigersinn erfolgt eine den ersten beiden Wicklungen entgegengesetzte Wicklung des Fadens um den Nadelhalter (◘ Abb. 2.17).

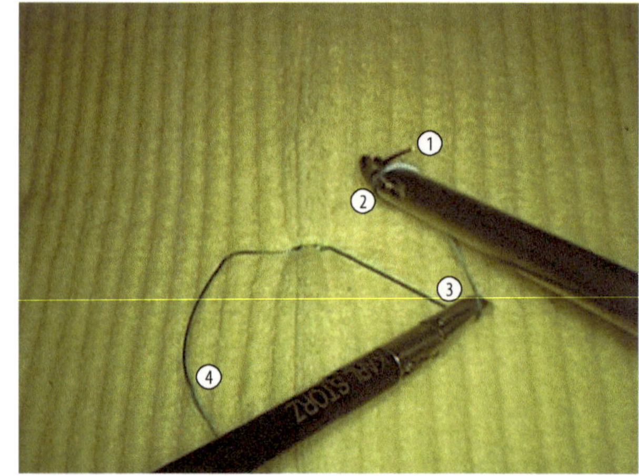

◘ **Abb. 2.17** Entgegengesetzte axiale Einzelwicklung
1 Nadel
2 axiale Gegenwicklung
3 Hypomochleon
4 Fadenende

▪ 12. Festziehen

Der Dissektor übernimmt erneut die Nadel, der Nadelhalter greift das freie Fadenende. Die Einzelwicklung wird in beide Richtungen festgezogen (◘ Abb. 2.18).

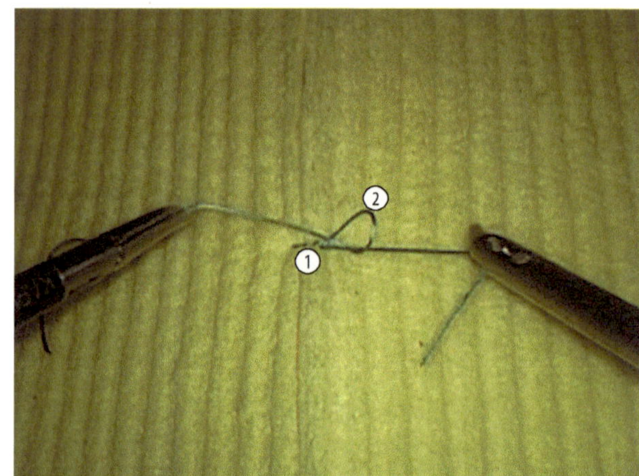

◘ **Abb. 2.18** Festziehen der Einzelwicklung
1 Doppelwicklung
2 Gegenwicklung

▪ 13. Gleichgerichtete axiale Einzelwicklung

Es erfolgt eine den ersten beiden Wicklungen entsprechende Wicklung des Fadens um den Nadelhalter und das erneute Festziehen der beiden Fadenenden in beide Richtungen (◘ Abb. 2.19).

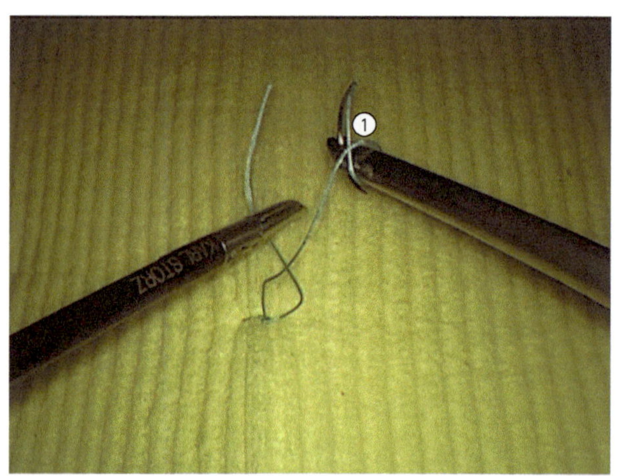

◘ **Abb. 2.19** Gleichgerichtete Einzelwicklung
1 Einzelwicklung

- **14. Arretierung des Knotens**

Durch Zugrichtungswechsel der Fadenenden wird der Knoten arretiert.

- **15. Abschneiden der Fadenenden**

Beide Fadenenden werden mit dem Nadelhalter gegriffen. Der Dissektor wird gegen die Schere ausgetauscht und beide Enden werden abgeschnitten (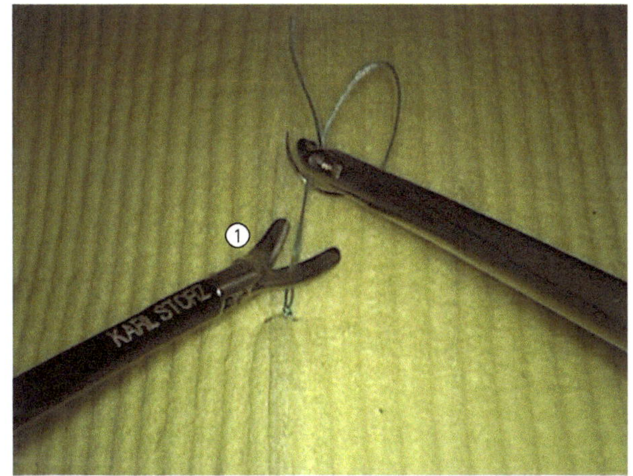 Abb. 2.20).

Abb. 2.20 Abschneiden der Fadenenden
1 Schere

2.3   Pointner-Knoten (extrakorporaler Knoten)

Knotenpunkte des laparoskopsichen extrakorporalen Knotens

1. Einführen der Nadel
2. Ausrichten der Nadel
3. Durchstechen des rechten Wundrandes
4. Durchzug des Fadens
5. Durchstechen des linken Wundrandes
6. Übernahme der Nadel
7. Retraktion der Nadel nach extrakorporal
8. Richtungswechsel des Nadelendes
9. Dreimaliges Umwickeln des Fadenendes
10. Fixierung der Wicklung und Greifen des Nadelendes
11. Nadeldurchzug
12. Fixierung des Nadelendes und Umgreifen
13. Zweiter Nadeldurchzug
14. Festziehen mittels Knotenschieber
15. Arretierung des Knotens
16. Abschneiden der Fadenenden

- **1.–5. ▶ Abschn. 2.1**

- **6. Übernahme der Nadel**

Die Nadel wird mit dem linken Instrument durchgezogen. Der Nadelhalter übernimmt den Faden hinter der Nadel wie beim Einbringen der Nadel (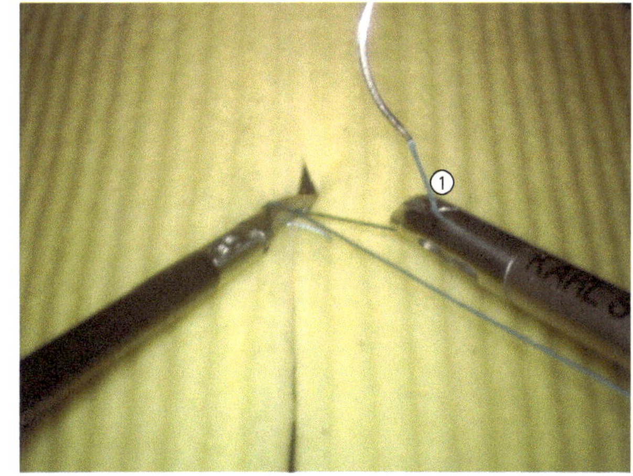 Abb. 2.21).

Abb. 2.21
1 Übernahme des Fadens hinter der Nadel

■ 7. Retraktion der Nadel nach extrakorporal

Die rechte Hand fasst das Nadelende, das Fadenende wird
mit der linken Hand auf Zug gehalten (■ Abb. 2.22).

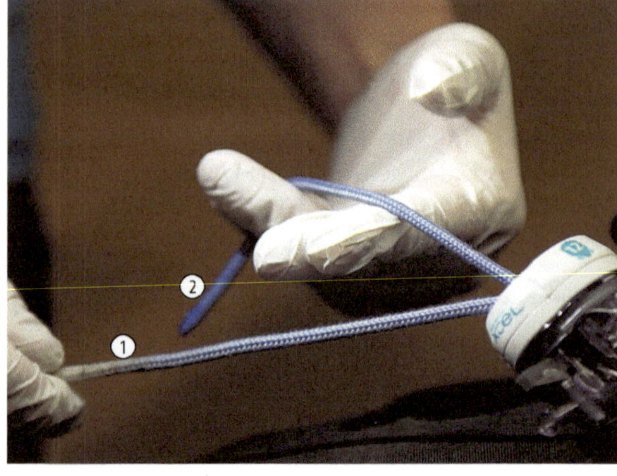

■ **Abb. 2.22** Extrakorporale Fadenenden
1 Nadelende
2 Fadenende

■ 8. Richtungswechsel des Nadelendes

Das Fadenende wird zwischen Daumen und Zeigefinger
fixiert. Das Nadelende wird um den Mittel- und Zeigefinger der linken Hand geschlagen und nach vorne geführt
(■ Abb. 2.23).

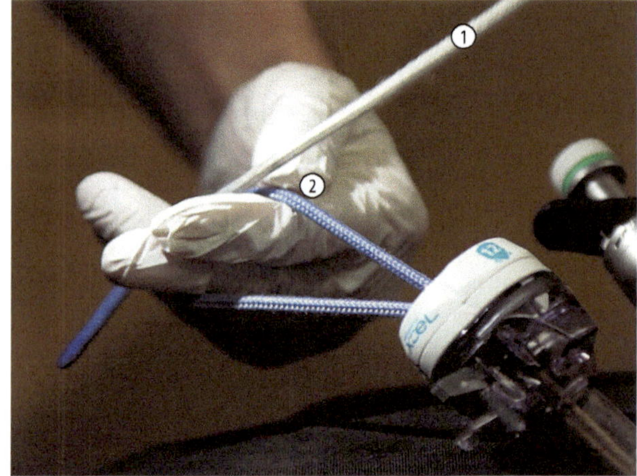

■ **Abb. 2.23** Richtungswechsel des Nadelendes
1 Nadelende
2 Fadenende

■ 9. Dreimaliges Umwickeln des Fadenendes

Dicht vor der Fixierung des Fadenendes wird das Nadelende dreimal um das gespannte Fadenende geschlagen.
Danach spannt die rechte Hand das Nadelende nach lateral
auf (■ Abb. 2.24).

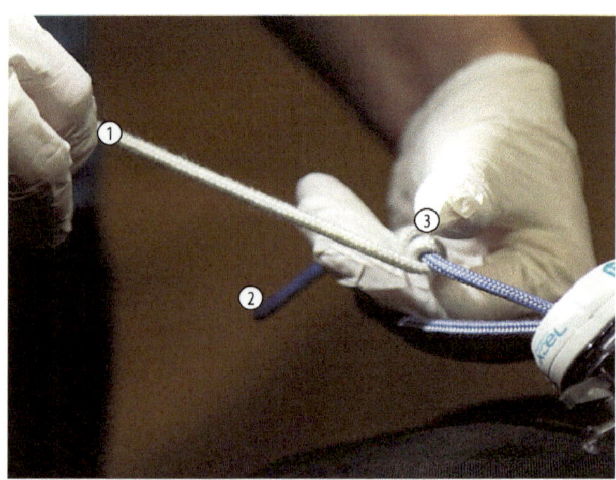

■ **Abb. 2.24** Umwickeln des Fadenendes
1 nach lateral gespanntes Nadelende
2 Fadenende
3 dreimaliger Umschlag

■ **10. Fixierung der Wicklung und Greifen des Nadelendes**

Der Daumen der linken Hand fixiert die Umwicklung (■ Abb. 2.25). Die rechte Hand lässt das Nadelende los, Zeige- und Mittelfinger untertauchen beide Enden am Trokaraustritt von links, tauchen zwischen Nadel- und Fadenende nach oben, überkreuzen das Fadenende von links und greifen das Nadelende.

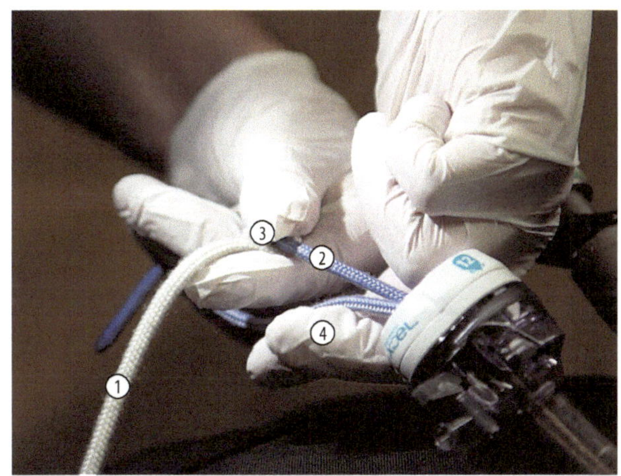

■ **Abb. 2.25** Fixierung der Wicklung mit der linken Hand
1 Nadelende
2 Fadenende
3 fixierter Umschlag
4 Untertauchen am Trokaraustritt

■ **11. Nadeldurchzug**

Das zwischen Zeige- und Mittelfinger gegriffene Nadelende wird nach links durchgezogen (■ Abb. 2.26).

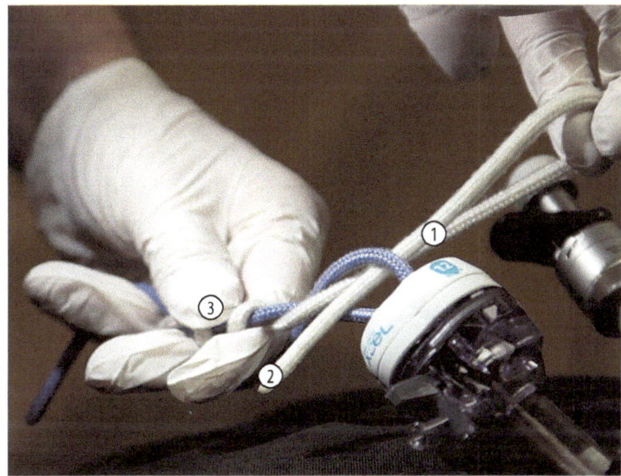

■ **Abb. 2.26** Durchzug des Nadelendes
1 Nadelende
2 Nadel
3 fixierter Umschlag

■ **12. Fixierung des Nadelendes und Umgreifen**

Das Nadelende wird oben herum zurückgeschlagen und zwischen Zeige- und Mittelfinger der linken Hand fixiert. Die frei gewordene rechte Hand übernimmt das Fadenende (■ Abb. 2.27).

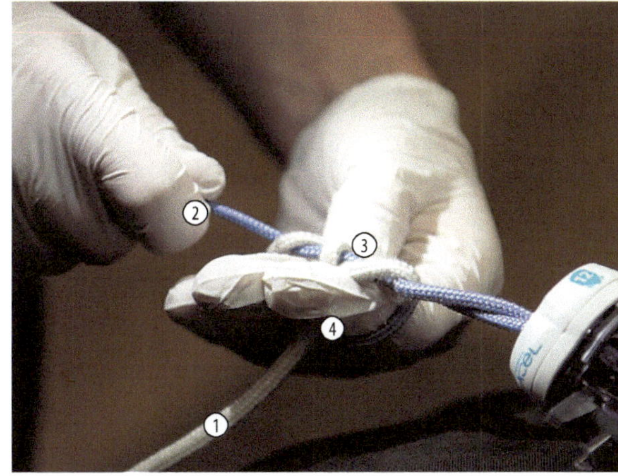

■ **Abb. 2.27** Umgreifen der Hände
1 Nadelende
2 Fadenende
3 fixierte Wicklung
4 fixiertes Nadelende

■ 13. Zweiter Nadeldurchzug

Die rechte Hand spannt das Fadenende nach hinten. Der Daumen der linken Hand gibt die Fixierung der Wicklungen auf. Zeige- und Mittelfinger der linken Hand ziehen das Nadelende nach links durch (◘ Abb. 2.28).

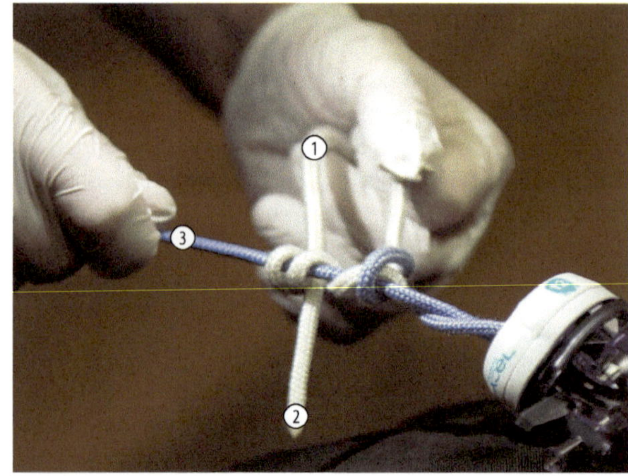

◘ **Abb. 2.28** Durchzug der Nadel mit der linken Hand
1 Nadelende
2 Nadel
3 gespanntes Fadenende

■ 14. Festziehen mittels Knotenschieber

Der Knotenschieber führt den vorgelegten Knoten nach vorne und zieht ihn fest (◘ Abb. 2.29).

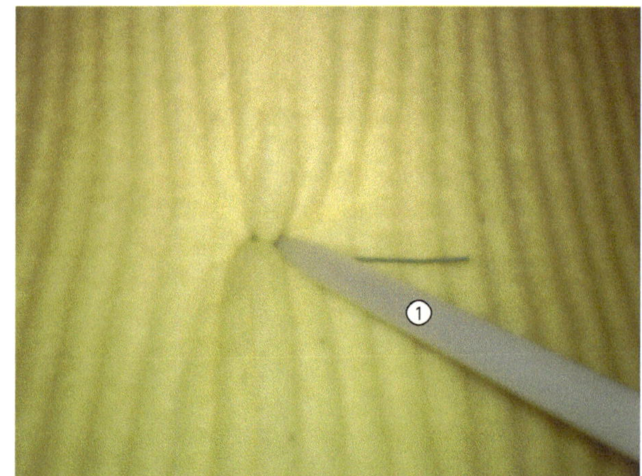

◘ **Abb. 2.29** Vorschub des Knotens
1 Knotenschieber

■ 15. Arretierung des Knotens

Der festgezogene Knoten wird durch wechselseitigen zweifachen Zug arretiert (◘ Abb. 2.30).

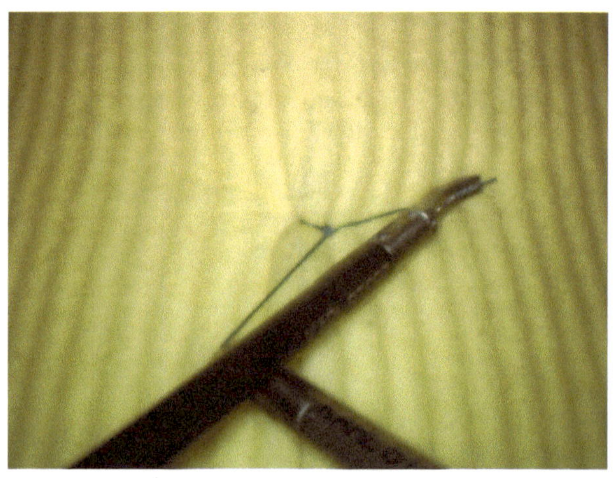

◘ **Abb. 2.30** Arretierung

- **16. Abschneiden der Fadenenden**

Beide Fadenenden werden mit dem Nadelhalter gegriffen. Der Dissektor wird gegen die Schere ausgetauscht, und beide Enden werden abgeschnitten (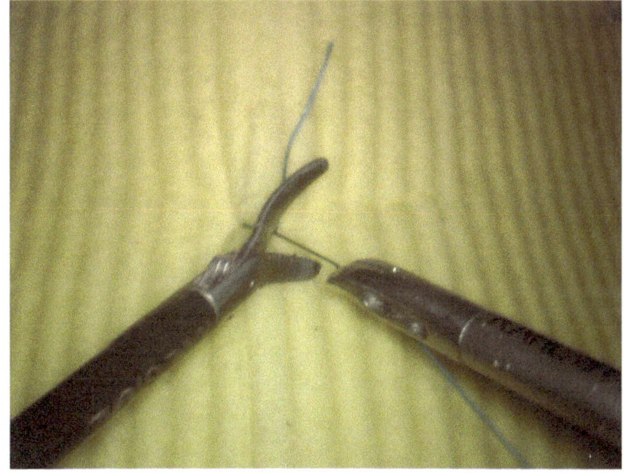 Abb. 2.31).

Abb. 2.31 Abschneiden der Fadenenden

Diagnostische Laparoskopie

M. Braun

A. Kirschniak, F. A. Granderath (Hrsg.), *Laparoskopie in der chirurgischen Weiterbildung*,
DOI 10.1007/978-3-662-50523-6_3, © Springer-Verlag GmbH Deutschland 2017

3.1 Indikationen

Ein großer Vorteil der laparoskopischen Eingriffe ist, dass man einen guten Zugang zu allen Regionen der Bauchhöhle hat. Dieser ist bei einer offenen Appendektomie beispielsweise nicht gegeben. Diesen Vorteil kann man sich zunutze machen um routinemäßig vor jeder laparoskopischen Operation einen »Rundgang« durchzuführen.

Ein systematisches Vorgehen ist elementar, um nichts zu übersehen. Alle Bauchregionen sollten erfasst werden (■ Abb. 3.1). Bei Auffinden von Aszites, Exsudat oder Eiter kann mittels Absaugung eine Probe für die Mikrobiologie oder Zytologie gewonnen werden.

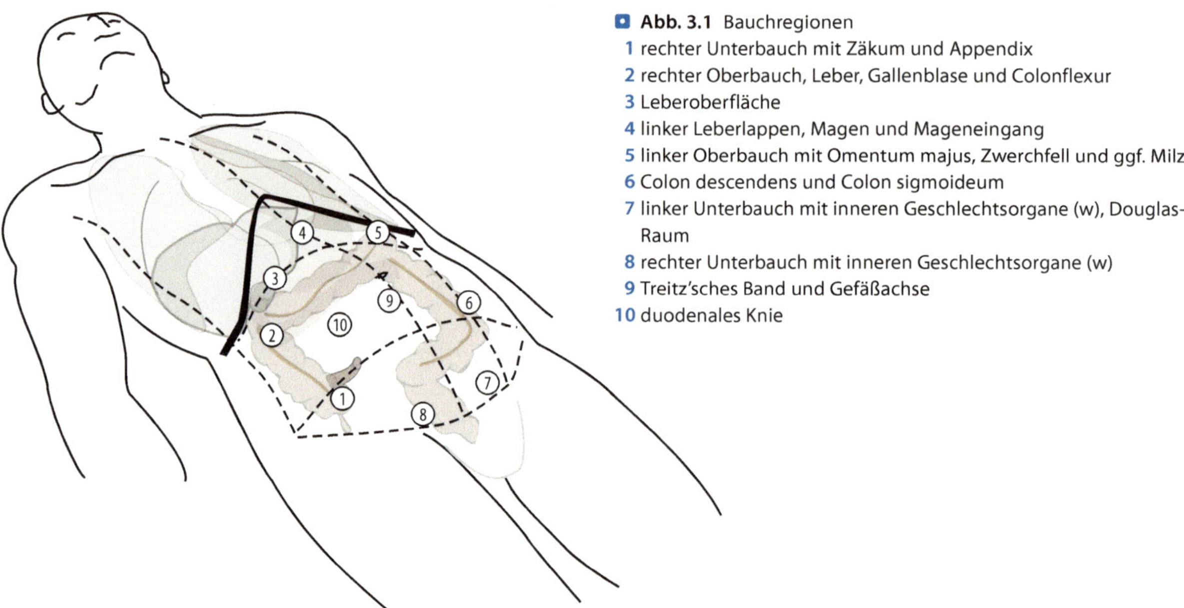

■ **Abb. 3.1** Bauchregionen
 1 rechter Unterbauch mit Zäkum und Appendix
 2 rechter Oberbauch, Leber, Gallenblase und Colonflexur
 3 Leberoberfläche
 4 linker Leberlappen, Magen und Mageneingang
 5 linker Oberbauch mit Omentum majus, Zwerchfell und ggf. Milz
 6 Colon descendens und Colon sigmoideum
 7 linker Unterbauch mit inneren Geschlechtsorgane (w), Douglas-Raum
 8 rechter Unterbauch mit inneren Geschlechtsorgane (w)
 9 Treitz'sches Band und Gefäßachse
10 duodenales Knie

3.2   Vor der Operation

Die diagnostische Laparoskopie wird in Rückenlage durchgeführt (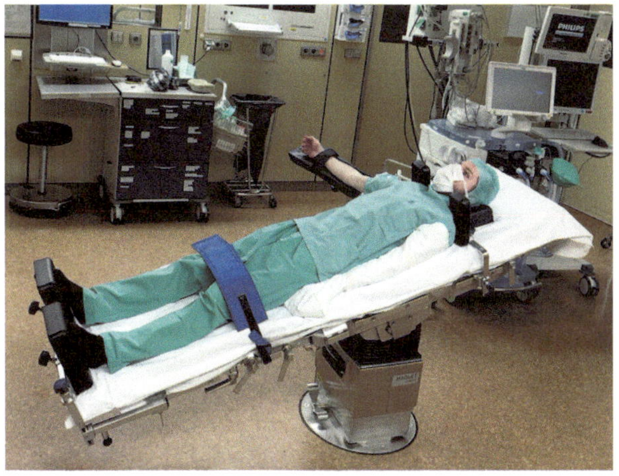 Abb. 3.2 und Abb. 3.3). Der Operateur steht dabei in der Regel so, wie er für die bevorstehende Operation normalerweise stehen würde. Benötigt wird lediglich das laparoskopische Standardequipment. Neben dem Kameratrokar braucht man 2 Arbeitstrokare und atraumatische Greifinstrumente.

Zur Inspektion des Beckens oder des Oberbauches kann es vonnöten sein, den Körper in die entgegengesetzte Richtung zu lagern, um eine gute Exposition zu erlangen (Abb. 3.2 und Abb. 3.3).

Abb. 3.2 Antitrendelenburg zur Inspektion des Oberbauches

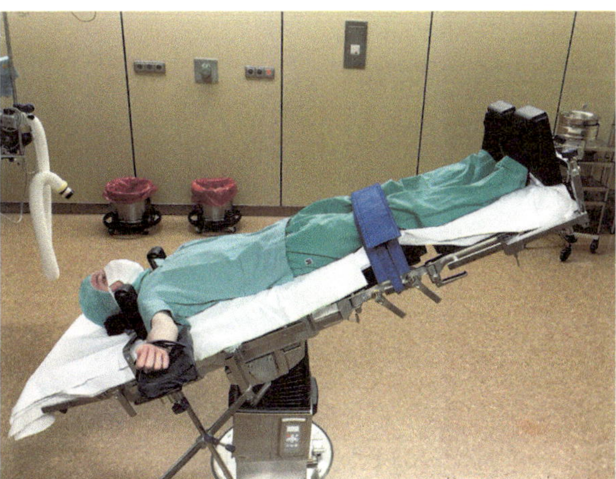

Abb. 3.3 Trendelenburg zur Inspektion des Unterbauches und des Beckens

3.3   Diagnostische Laparoskopie

Knotenpunkte der diagnostischen Laparoskopie

1. Trokare einbringen
2. Rechter Unterbauch mit Zäkum und Appendix
3. Rechter Oberbauch, Leber, Gallenblase und Kolonflexur
4. Leberoberfläche
5. Linker Leberlappen, Magen und Mageneingang
6. Linker Oberbauch mit Omentum majus, Zwerchfell und ggf. Milz
7. Colon descendens und Colon sigmoideum
8. Linker Unterbauch mit inneren Geschlechtsorganen (w), Douglas-Raum
9. Rechter Unterbauch mit inneren Geschlechtsorganen (w)
10. Flexura duodenojejunalis und aortale Gefäßachse
11. Duodenales Knie

■ **1 Trokare einbringen**

Kameratrokar: Umbilical oder Periumbilical

Arbeitstrokar 1-2 (-3): linker oder rechter Unterbauch, je nach vermeintlichem OP-Gebiet (■ Abb. 3.4)

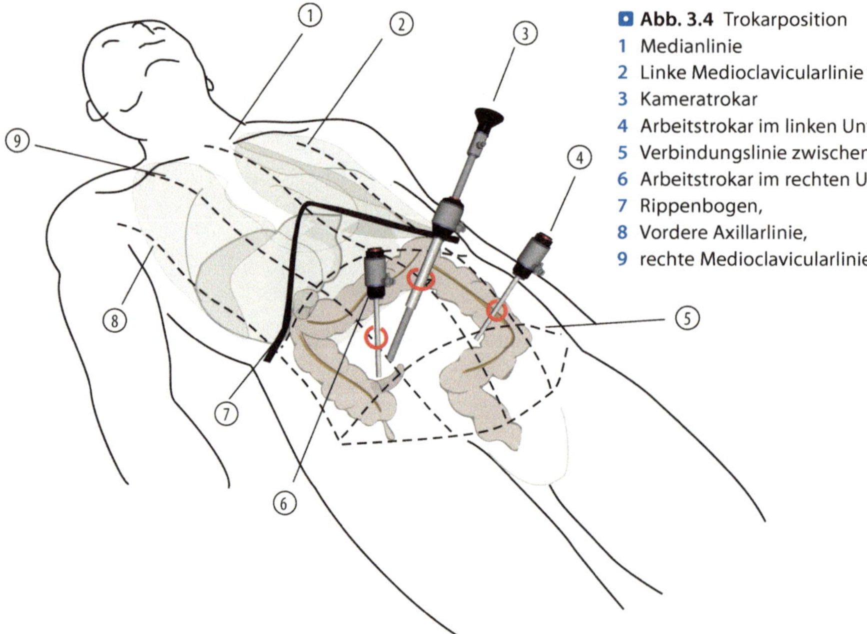

■ **Abb. 3.4** Trokarposition
1 Medianlinie
2 Linke Medioclavicularlinie
3 Kameratrokar
4 Arbeitstrokar im linken Unterbauch
5 Verbindungslinie zwischen den beiden Spinae iliacae ant. sup.,
6 Arbeitstrokar im rechten Unterbauch,
7 Rippenbogen,
8 Vordere Axillarlinie,
9 rechte Medioclavicularlinie

▪ 2 Rechter Unterbauch mit Zäkum und Appendix

Der rechte Unterbauch wird eingehend betrachtet (▪ Abb. 3.5); die Appendix wird gegebenenfalls behutsam hervorgebracht.

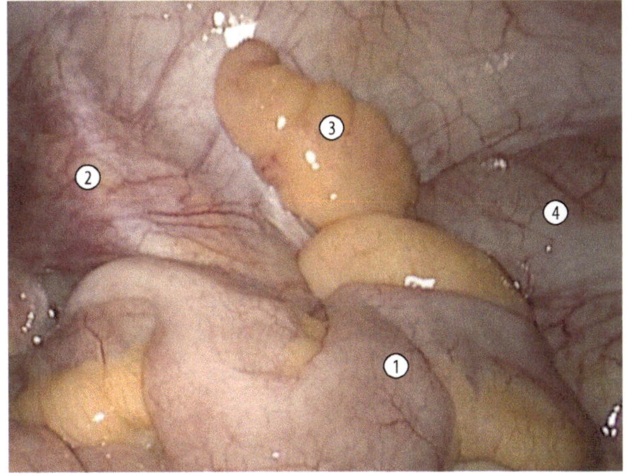

▪ **Abb. 3.5** Rechter Unterbauch mit Zäkum und Appendix
1 Terminales Ileum
2 Iliakalachse
3 Appendix vermiformis mit Mesoappendix
4 Zäkum/Zäkalpol

▪ 3 Rechter Oberbauch, Leber, Gallenblase und Colonflexur

Die Kolonflexur wird inspiziert, der Fundus der Gallenblase kann eingesehen werden. Der rechte Leberlappen wird dargestellt und Oberfläche und Beschaffenheit werden bewertet (▪ Abb. 3.6).

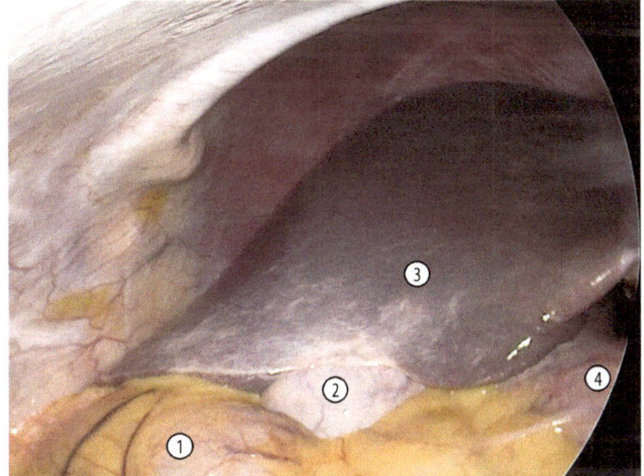

▪ **Abb. 3.6** Rechter Oberbauch, Leber, Gallenblase und Kolonflexur
1 rechte Colonflexur
2 Gallenblase
3 rechter Leberlappen (Facies diaphragmatica)
4 Magen (Pars pylorica)

▪ 4 Leberoberfläche

Die Facies diaphragmatica der Leber wird ebenfalls linksseitig des Ligamentum teres hepatis inspiziert. Hierbei erscheint auch der Korpus des Magens (▪ Abb. 3.7).

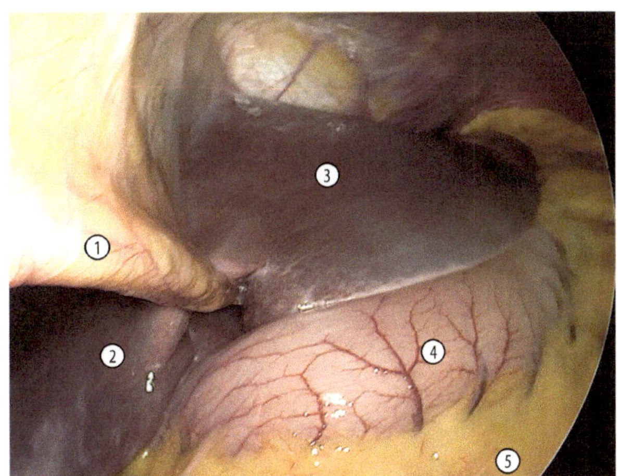

▪ **Abb. 3.7** Facies diaphragmatica der Leber mit Magen
1 Ligamentum teres hepatis
2 rechter Leberlappen
3 linker Leberlappen
4 Magen (Corpus)
5 Omentum majus

■ 5 Linker Leberlappen, Magen und Mageneingang

Der linke Leberlappen wird hochgehalten (■ Abb. 3.8), der Hiatus oesophageus und die Magenvorderwand sowie das Omenutm minus werden eingesehen.

■ **Abb. 3.8** Leber angehoben
1 Lobus caudatus
2 linker Leberlappen
3 Magen
4 Omentum minus
5 Hiatus oesophagei
6 Apex fibrosa hepatis

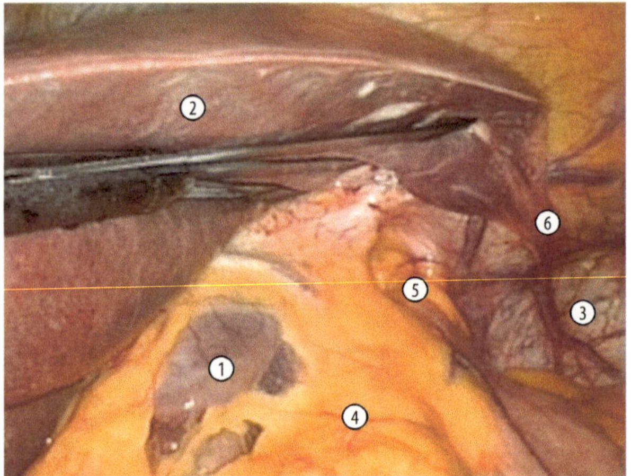

■ 6 Linker Oberbauch mit Omentum majus, Zwerchfell und ggf. Milz

Die Optik wird vor den linken Oberbauch gebracht. Von hier aus lässt sich das Omentum majus, das Zwerchfell und gegebenenfalls die Milz einsehen ■ Abb. 3.9.

■ **Abb. 3.9** Linker Oberbauch
1 Ligamentum teres hepatis
2 linker Leberlappen
3 Magen (Corpus)
4 Diaphragma
5 Omentum majus

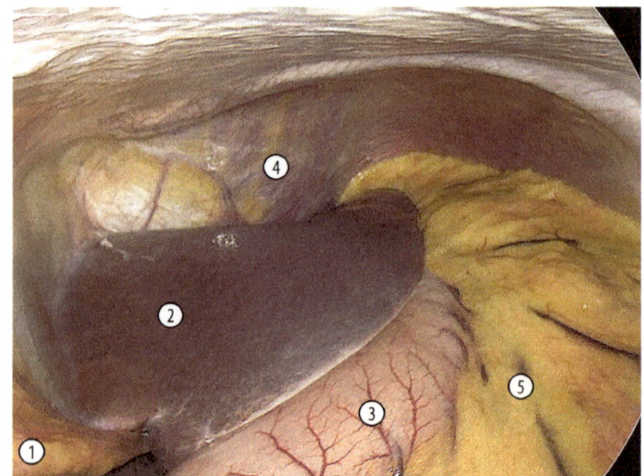

■ 7 Colon descendens und Colon sigmoideum

Der Colon descendens wird untersucht bis einschließlich zum Colon sigmoideum (■ Abb. 3.10).

■ **Abb. 3.10** Colon descendens mit Colon sigmoideum
1 Colon descendens
2 Colon sigmoideum
3 laterale Adhäsionen des Colon sigmoideum

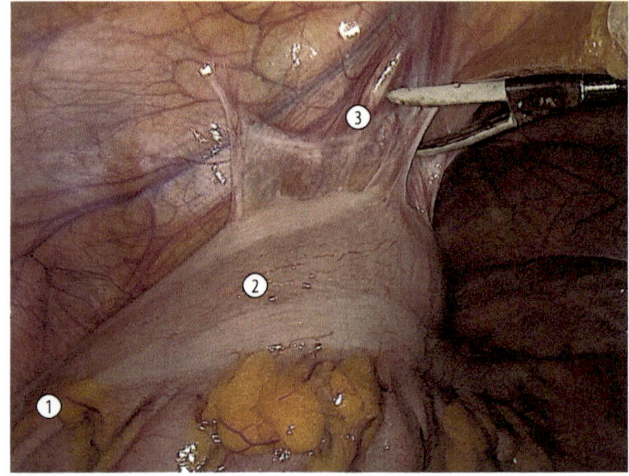

■ **8 Linker Unterbauch mit inneren Geschlechts-organen (w), Douglas-Raum**

Das Becken wird eingehend betrachtet, die Adnexe auf Pathologien, der Douglas-Raum auf freie Flüssigkeit überprüft (▫ Abb. 3.11).

❯ **Etwas seröse Flüssigkeit im Douglas-Raum ist bei Frauen nicht zwingend pathologisch.**

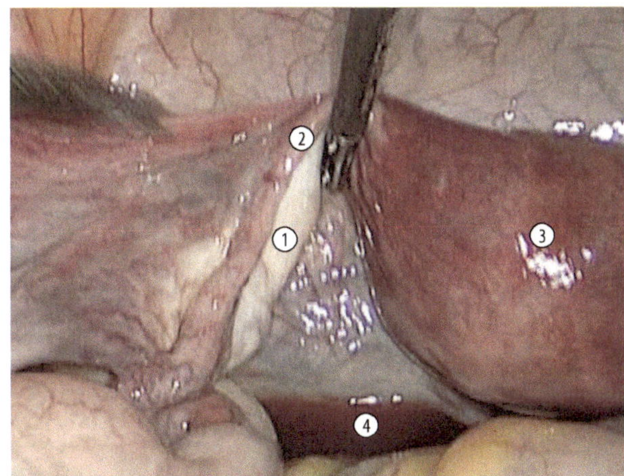

▫ **Abb. 3.11** Linker Unterbauch mit inneren Geschlechtsorganen (w)
1 linkes Ovar
2 linke Tube
3 Fundus uteri
4 Douglas-Raum mit seröser Flüssigkeit

■ **9 Rechter Unterbauch mit inneren Geschlechts-organen (weiblich)**

Es werden die Tuba uterina sowie die Ovariien eingesehen und der Douglas-Raum inspiziert (▫ Abb. 3.12).

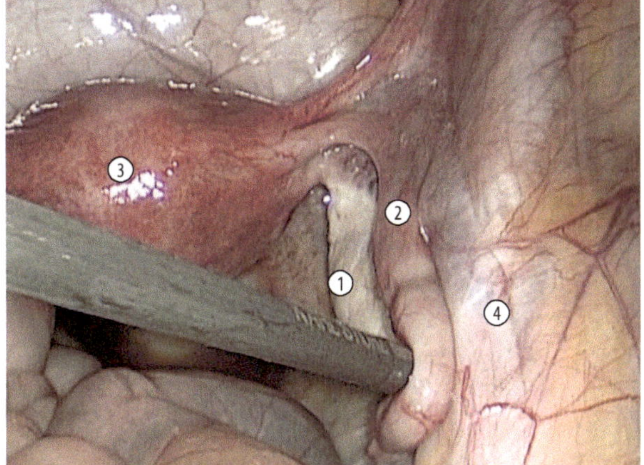

▫ **Abb. 3.12** Rechter Unterbauch mit inneren Geschlechtsorganen (w)
1 rechtes Ovar
2 rechte Tube
3 Fundus uteri
4 Rechte Iliakalachse

■ **10 Flexura duodenojejunalis und aortale Gefäßachse**

Die Mesenterialwurzel wird nach rechts geklappt (▫ Abb. 3.13). Es erscheint die Flexura duodenojejunalis und die aortale Gefäßachse.

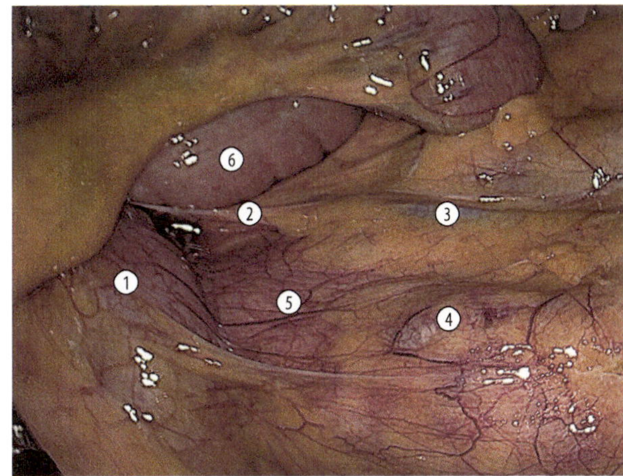

▫ **Abb. 3.13** Flexura duodenojejunalis und aortale Gefäßachse
1 Flexura duodenojejunalis
2 Treitz'sches Band
3 Vena mesenterica inferior
4 Arteria mesenterica inferior
5 Aorta abdominalis
6 Colon transversum

▪ 11 Duodenales Knie

Die Mesenterialwurzel wird nach links geklappt (▪ Abb. 3.14). Es erscheint das duodenale Knie.

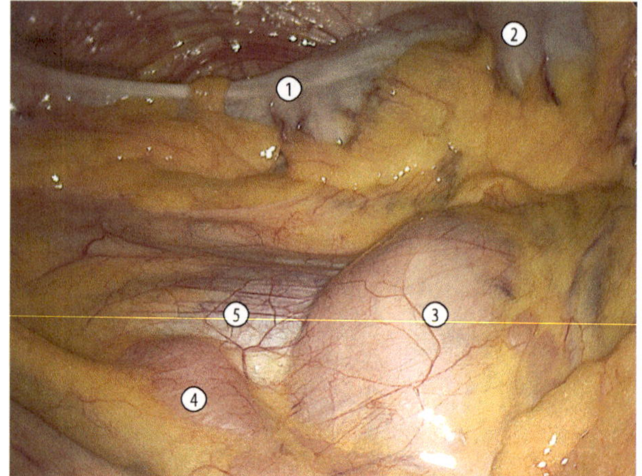

▪ **Abb. 3.14** Duodenales Knie
1 Taenia libera des Colon ascendens
2 Flexura coli dextra
3 duodenales Knie
4 reaktiv vergrößerter Lymphknoten
5 Musculus psoas

Gallenblase

A. Kirschniak

A. Kirschniak, F. A. Granderath (Hrsg.), *Laparoskopie in der chirurgischen Weiterbildung*,
DOI 10.1007/978-3-662-50523-6_4, © Springer-Verlag GmbH Deutschland 2017

4.1   Anatomische Grundlagen

4.1.1   Projektion der Leber und der Gallenblase auf die Bauchdecke

Die Gallenblase ist mit der Leber an der Facies visceralis verwachsen und projiziert sich in etwa auf die rechte Medioklavikularlinie und atemabhängig unterhalb des Rippenbogens (Abb. 4.1). Die Zwerchfellkuppel projiziert sich in der Medioklavikularlinie atemabhängig auf den IV.-VII. Interkostalraum. Der Fundus der Gallenblase projiziert sich in der Medioklavikularlinie unterhalb des Rippenbogens.

4.1.2   Funktion und Aufbau der Leber

Die Leber füllt mit ihrem Gesamtgewicht von 1500–2000 g den rechten Oberbauch aus. Der linke Leberlappen reicht bis über die Medianlinie und endet mit der Appendix fibrosa hepatis an der Unterseite des linken Zwerchfells. Nach kranial liegt die Leber mit der Facies diaphragmatica (Abb. 4.2) dem Zwerchfell an.

Die dem Zwerchfell zugewandte Oberfläche der Leber wird nahezu komplett vom Peritoneum viscerale bedeckt. Am kranialen Pol ist sie mit dem Zwerchfell direkt verwachsen, diese Region wird am anatomischen Präparat Area nuda genannt. Die Umschlagfalte des Peritoneum viscerale auf das Peritoneum parietale erfolgt über das Ligamentum coronarium und das Ligamentum falciforme hepatis. Das Ligamentum falciforme geht über in das Ligamentum teres hepatis, welches zum Nabel führt und die obliterierte Vena umbilicalis enthält.

Zwischen der Facies diaphragmatica und dem Diaphragma ist physiologisch nur ein kapillärer Spalt vorhanden. Durch die Insufflation des Abdomens mit Kohlendioxyd hebt sich der Rippenbogen und das Zwerchfell von der Oberfläche der Leber ab, so dass die laparoskopische Inspektion der Oberfläche des rechten bzw. des linken Leberlappens bis hin zum Ligamentum coronarium möglich wird. Kaudal der Margo inferior hepatis wird der Fundus der Gallenblase sichtbar.

Bei der Laparoskopie wird die Sicht auf die Facies visceralis hepatis (Abb. 4.3) erst durch die Retraktion der Leber möglich. Dies entspricht dem Operationssitus bei Eingriffen an der Gallenblase (z. B. bei der Cholezystektomie). Die Gallenblase liegt unterhalb der Leber und ist mit ihr an der Facies visceralis hepatis verwachsen.

Die Topografie der visceralen Leberoberfläche wird durch die charakteristische H-Struktur der Leber bestimmt. Die rechte Senkrechte des H ist die Linie zwischen Gallenblase und Vena cava (Cantlie-Linie, in der Projektion auf die Facies diaphragmatica). Die quer verlaufende Linie des H (Couinaud-Linie) entspricht der Ansatzlinie des Omentum minus mit dem auf der rechten Seite eintretenden Ligamentum hepatoduodenale und dem links

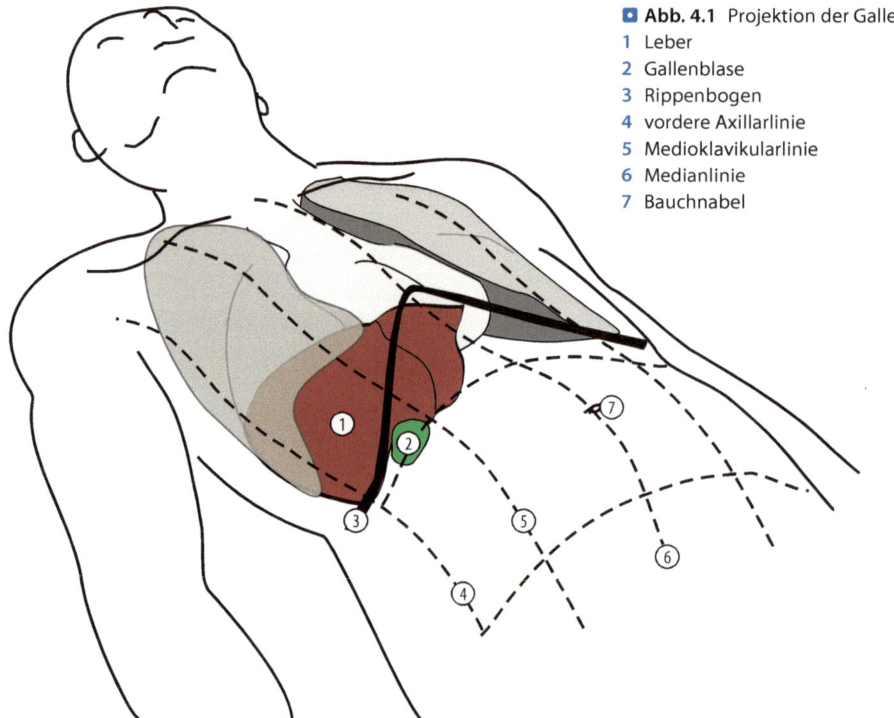

 Abb. 4.1 Projektion der Gallenblase auf die Bauchwand
1 Leber
2 Gallenblase
3 Rippenbogen
4 vordere Axillarlinie
5 Medioklavikularlinie
6 Medianlinie
7 Bauchnabel

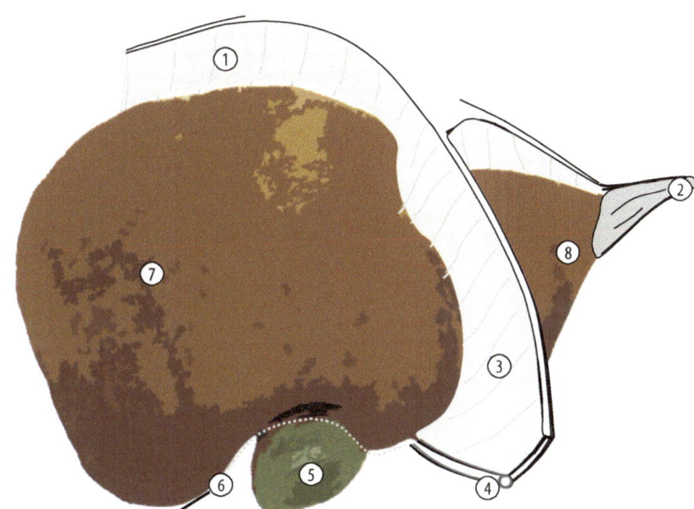

■ **Abb. 4.2** Facies diaphragmatica der Leber
1 Ligamentum coronarium
2 Appendix fibrosa hepatis
3 Ligamentum falciforme hepatis
4 Ligamentum teres hepatis mit der obliterierten Vena umbilicalis
5 Fundus vesicae biliaris
6 Margo inferior der Leber
7 Lobus dexter
8 Lobus sinister

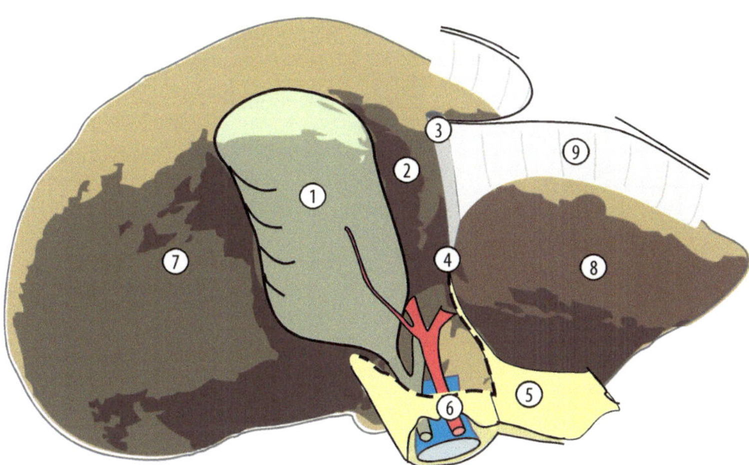

■ **Abb. 4.3** Facies visceralis der Leber
1 Gallenblase
2 Lobus quadratus
3 Ligamentum teres hepatis
4 Fissura ligamenti teretis
5 Omentum minus
6 Ligamentum hepatoduodenale mit Gallengang, Vena portae und Arteria hepatica communis
7 Lobus dexter
8 Lobus sinister
9 Ligamentum falciforme

inserierenden Ligamentum teres hepatis. Die rechte Senkrechte wird vom Ligamentum falciforme und dem Ligamentum venosum (ehemaliger Ductus venosus) gebildet, dass an der visceralen Oberfläche den Verlauf des Ligamentum teres hepatis (ehemalige Nabelvene) zur Vena cava fortsetzt.

Die Gallenblase füllt und entleert sich über den Ductus cysticus, der in den Ductus hepaticus communis einmündet. Dieser wird im Ligamentum hepatoduodenale zum den Ductus choledochus. Das Ligamentum hepatoduodenale ist Teil des kleinen Netzes (Omentum minus) und enthält neben dem Gallengang die Vena portae sowie die Arteria hepatica propria.

4.1.3 Lebersegmente

Die Leber entwickelt sich als große parenchymatöse Drüse im ventralen Mesenterium im rechten Oberbauch. Aus dem ventralen Mesenterium entsteht das Omentum minus mit dem rechts in der Leberpforte gelegenen Ligamentum hepatoduodenale und dem links gelegenen Ligamentum falciforme. Anatomisch wird die Leber durch das Ligamentum falciforme hepatis in einen rechten und linken Leberlappen unterteilt, zwischen denen auf der Unterseite der Lobus quadratus und der Lobus caudatus liegen.

Die funktionelle Gliederung in Lebersegmente ist an der definitiven Gefäßarchitektur der Leber ausgerichtet. Im Zentrum der Lebersegmente verlaufen die Gallengänge sowie ein Ast der Pfortader und der Leberarterie. Die Segmentgrenzen werden von den Lebervenen gebildet, die das Blut in die Vena cava inferior führen. Damit sind die Lebersegmente mit den Lungensegmenten vergleichbar, die durch die Aufzweigung des Bronchus mit der Lungenarterie und dem Verlauf der Lungenvenen in den Segmentgrenzen charakterisiert sind.

Der Lobus caudatus stellt Segment I dar und projiziert sich nicht auf die Facies diaphragmatica, auf der die übrigen

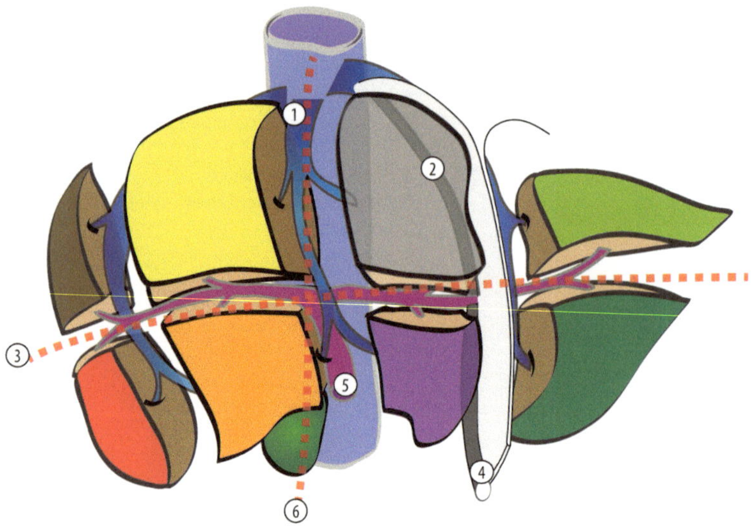

Abb. 4.4 Segmente und Gefäßarchitektur der Leber. In der Ansicht von oben sind die Segmente entlang der Lebervenen präpariert. Im Zentrum der Segmente verlaufen die Äste der Vena porta und der Arteria hepatica (nicht dargestellt), peripher verlaufen die Lebervenen

1 Lebervene in die Vena cava inferior drainierend
2 Ligamentum venosum
3 Couinaud-Linie
4 Ligamentum teres hepatis mit obliterierter Vena umbilicalis
5 Pfortader
6 Cantlie-Linie

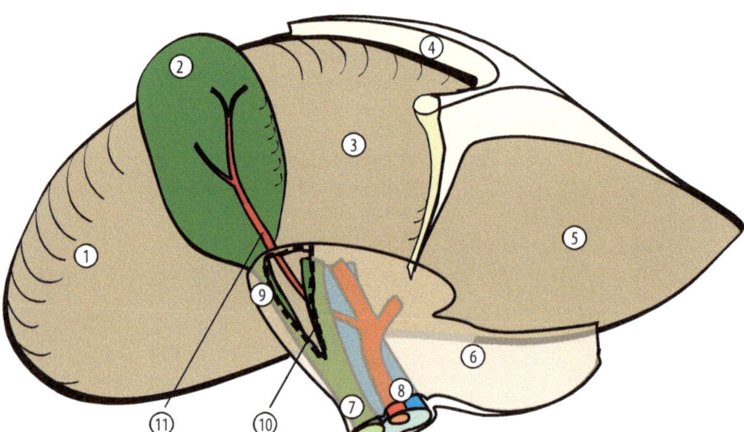

Abb. 4.5 Verlauf der Arteria cystica im Calot Dreieck

1 rechter Leberlappen
2 Gallenblase
3 Lobus quadratus
4 Ligamentum coronarium
5 linker Leberlappen
6 Omentum minus
7 Ductus choledochus
8 Arteria hepatica communis
9 Ductus cysticus
10 Calot'sches Dreieck
11 Arteria cystica

Segmente im Uhrzeigersinn mit römischen Ziffern durchnummeriert werden. Der linke Leberlappen enthält die Segmente II und III. Funktionell sind dem linken Hauptast der Vena portae zusätzlich die rechts vom Ligamentum falciforme gelegenen Segmente IVa und IVb zugeordnet. Nach rechts schließen sich die Segmente der rechten Pfortader, Segment V und VIII und peripher die Segmente VI und VII an. Die dorsalen Segmente (VII, VIII, IVb, II) werden durch eine Horizontallinie (Couinaud-Linie) von den anterioren Segmenten (VI, V, IVa, III) getrennt. Entsprechend trennt die Cantlie-Linie die Segmente des rechten von den Segmenten des linken Pfortaderastes (Abb. 4.4).

4.1.4 Die Arteria cystica im Calot-Dreieck

Bei der laparoskopischen Cholezystektomie wird der Ductus cysticus und die Arteria cystica dargestellt. Die Arteria cystica muss vor der Abtragung der Gallenblase unterbunden (geklippt) werden. Sie wird über die Landmarken des vor der Leberpforte im Ligamentum hepatoduodenale gelegenen Calot-Dreiecks aufgesucht (Abb. 4.5). Die Spitze des Dreiecks ist die Einmündung des Ductus cysticus in den Ductus choledochus. Die Schenkel sind der Ductus cysticus und der Ductus hepaticus communis. Die oben im Gesichtsfeld liegende Basis des Dreiecks wird vom Unterrand des Lobus quadratus gebildet (Abb. 4.6). Durch das Calot-Dreieck zieht die Arteria cystica von ihrem Ursprung aus der Arteria hepatica dextra zum Hals der Gallenblase und kann hier aufgesucht werden. Die abfließenden Venen münden in das Portalsystem ein und werden nicht gesondert präpariert (Abb. 4.7).

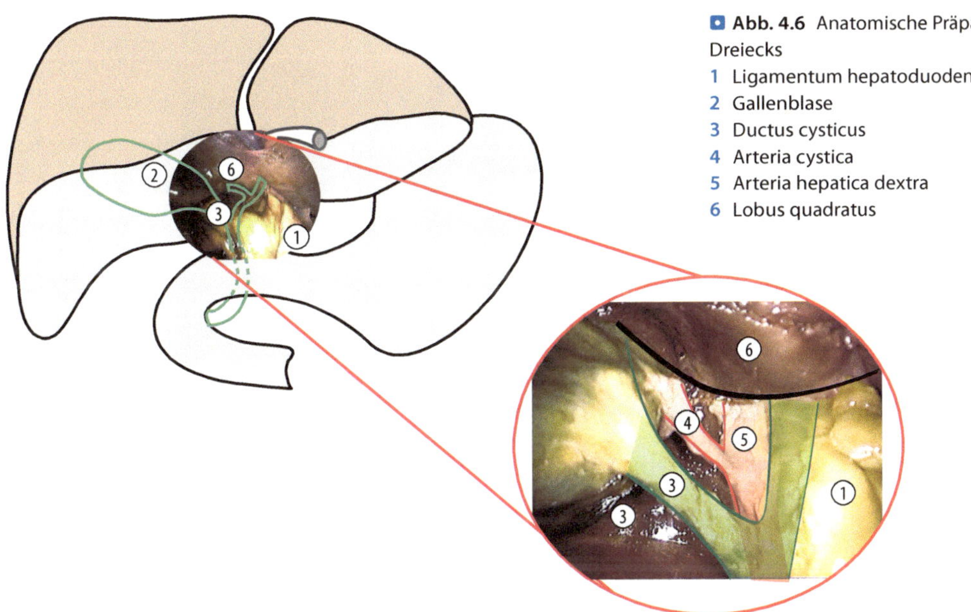

Abb. 4.6 Anatomische Präparation des Calot'schen Dreiecks
1 Ligamentum hepatoduodenale
2 Gallenblase
3 Ductus cysticus
4 Arteria cystica
5 Arteria hepatica dextra
6 Lobus quadratus

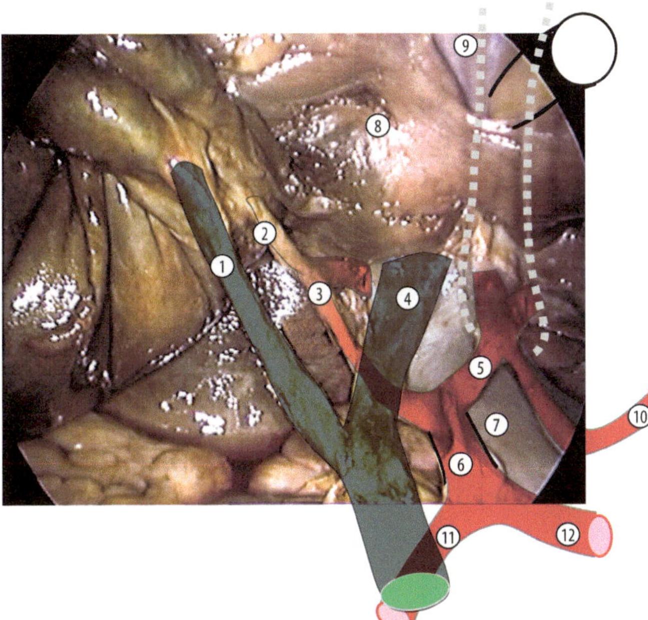

Abb. 4.7 Laparoskopische Präparation des Ligamentum hepatoduodenale
1 Ductus cysticus
2 Arteria cystica
3 Arteria hepatica dextra (abgeknickt)
4 Ductus hepaticus
5 Arteria hepatica sinistra
6 Arteria hepatica propria
7 Vena portae
8 Lobus quadratus
9 Ligamentum falciforme
10 Arteria gastrica dextra
11 Arteria gastroduodenalis
12 Arteria hepatica communis

4.2 Vor der Operation

Die laparoskopische Cholezystektomie kann in Rückenlage mit hochgelagertem Oberkörper oder in modifizierter Steinschnittlagerung durchgeführt werden. Dabei steht der Operateur entweder links vom Patienten (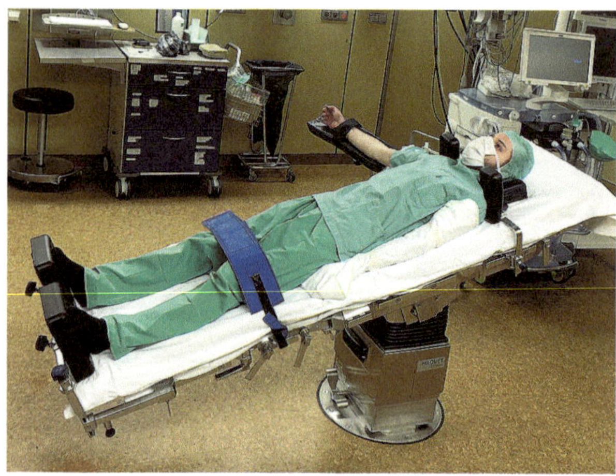 Abb. 4.8) oder zwischen den Beinen (■ Abb. 4.9).

Für die laparoskopische Cholezystektomie sind neben dem laparoskopischen Standardequipment nur wenige Instrumente nötig. Zur Präparation nutzt der Operateur eine laparoskopische Pinzette und ein monopolares Häkchen oder Schere. Die Gallenblase wird mit dem Bergebeutel aus dem Situs entfernt, um die Hautinzision so klein wie möglich zu halten.

Spezifische laparoskopische Instrumente für die laparoskopische Cholezystektomie
- Saug-Spüleinheit
- Monopolare Schere oder Häkchen
- Fasszange
- Pinzette
- Clipapplikator
- Bergebeutel

Abb. 4.8 Lagerung mit Kopf-Hoch-Lagerung, Operateur steht links vom Patienten

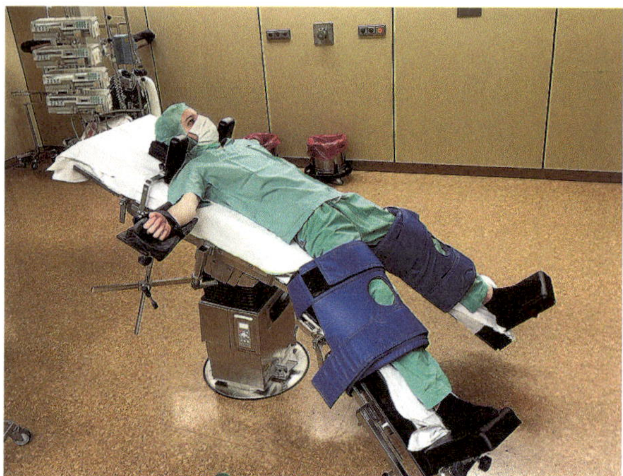

Abb. 4.9 Alternative Lagerung (French-Position)

4.3 Laparoskopische Cholezystektomie

Knotenpunkte der laparoskopischen Cholezystektomie

1. Trokare einbringen
2. Leber retrahieren
3. Peritoneum auf der linken Seite in V-Form eröffnen
4. Peritoneum auf der rechten Seite V-förmig eröffnen
5. Critical View
6. Ductus cysticus
7. Arteria cystica
8. Herauslösen der Gallenblase
9. Bergen der Gallenblase
10. Blutstillung und Kontrolle
11. Herausnehmen der Trokare und Wundverschluss

■ 1 Trokare einbringen

Kameratrokar (10 mm): Nabel

Arbeitstrokar (12 mm): 2 Querfinger unter dem Processus xiphoideus

Arbeitstrokar (5 mm): 2 Querfinger unter dem Rippenbogen auf der Medioklavikularlinie

Arbeitstrokar (5 mm): Vordere Axillarlinie, (3) Querfinger unter dem Rippenbogen

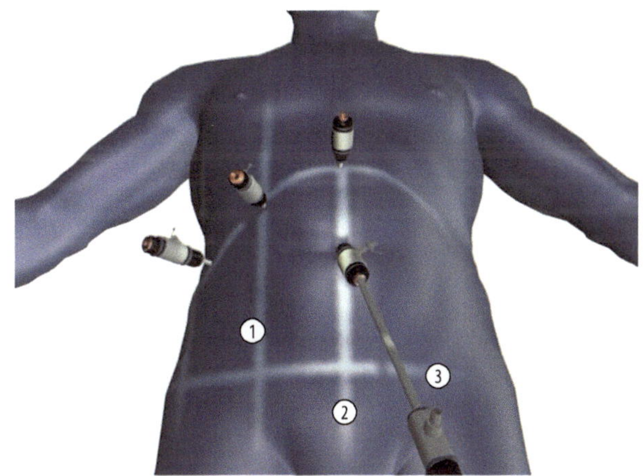

Abb. 4.10 Trokarpositionierung
1 rechte Medioklavikualarlinie
2 Medianlinie
3 Verbindungslinie zw. den Spina iliaca ant. Sup.

■ 2 Leber retrahieren

Die Gallenblase (■ Abb. 4.11) wird am Fundus gegriffen und mit einer Greifzange durch den Arbeitstrokar 3 angehoben und in den rechten Oberbauch geschoben. Verwachsungen werden gelöst.

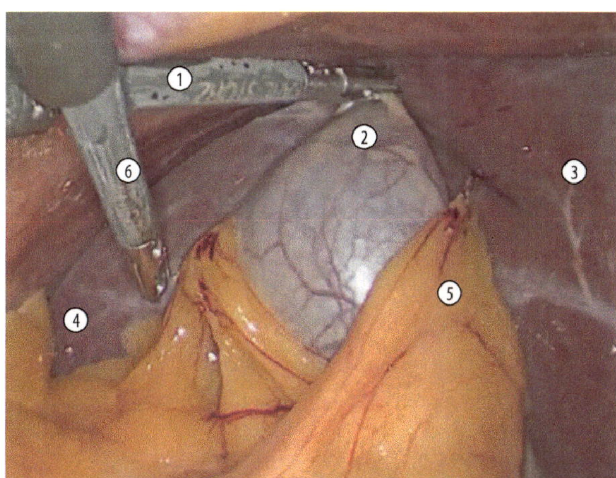

Abb. 4.11 Leber retrahieren
1 Greifzange (Assistent)
2 Fundus der Gallenblase
3 Lobus quadratus
4 rechter Leberlappen
5 Verwachsungen an der Gallenblase
6 Pinzette (Operateur)

■ 3 Peritoneum auf der linken Seite in V-Form eröffnen

Die Präparation erfolgt immer gallenblasennah V-förmig auf das untere Ende der Gallenblase zu (■ Abb. 4.12).

❗ Die Präparation erfolgt immer gallenblasennah.

■ **Abb. 4.12** V-Präparation links
1 rechter Leberlappen
2 Korpus der Gallenblase
3 Lobus quadratus
4 Hartmann-Pouch
5 Ligamentum hepatoduodenale
6 Pinzette
7 Schere mit monopolarem HF-Strom

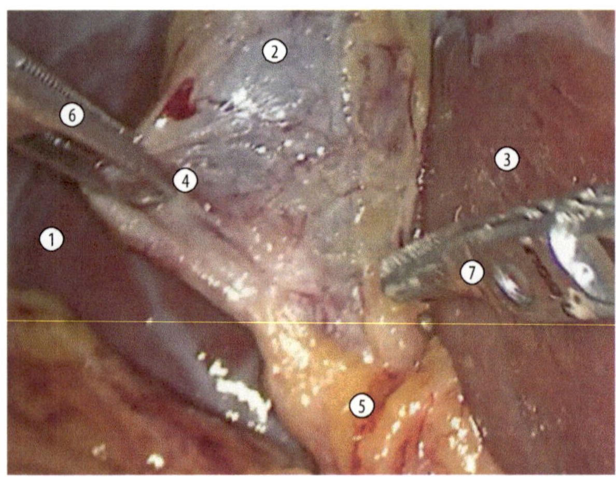

■ 4 Peritoneum auf der rechten Seite V-förmig eröffnen

Mit dem Greifinstrument wird die Gallenblase am Hartmann-Pouch gefasst und nach links gezogen, um das Peritoneum auf der linken Seite der Gallenblase zu eröffnen (■ Abb. 4.13).

❗ Die Präparation erfolgt immer gallenblasennah.

■ **Abb. 4.13** V-Präparation rechts
1 rechter Leberlappen
2 Corpus der Gallenblase
3 Lobus quadratus
4 Hartmann-Pouch
5 Haken mit monopolarem HF-Strom

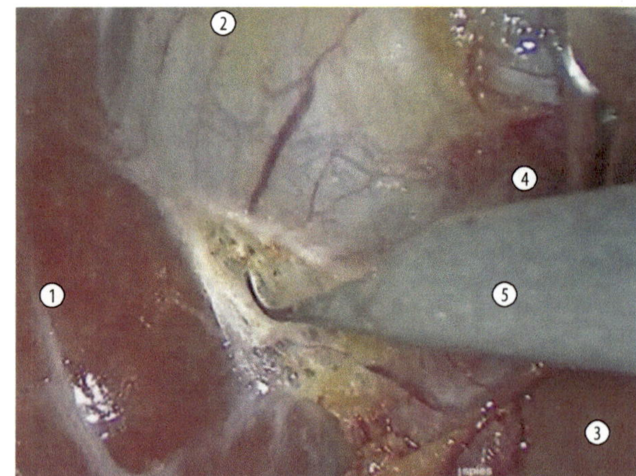

■ 5 Critical View

Bevor Strukturen durchtrennt werden, müssen Arteria cystica und Ductus cysticus eindeutig identifiziert werden als Strukturen, die zur Gallenblase ziehen (■ Abb. 4.14).

❯ Die eindeutige Identifikation der Arteria cystica und des Ductus cysticus sind wichtig.

■ **Abb. 4.14** Critical View
1 Infundibulum der Gallenblase
2 Lobus quadratus
3 Arteria cystica
4 Ductus cysticus

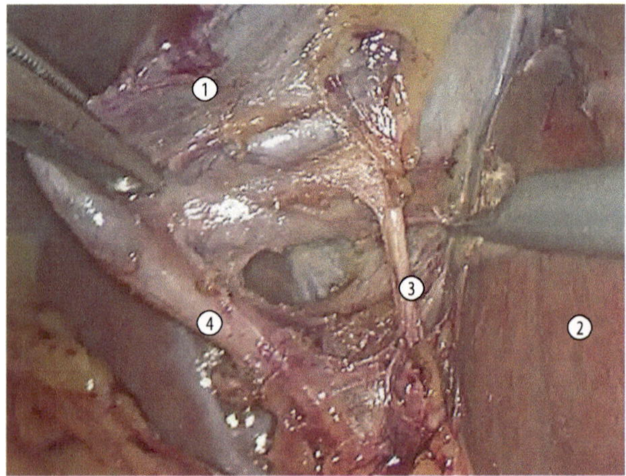

■ 6 Ductus cysticus

Der Ductus cysticus (■ Abb. 4.15) wird gallenblasennah mittels 2 Clips nach distal und 1 Clip nach proximal verschlossen und durchtrennt. Die verbleibenden Clips sollten einen Abstand von 1–2 mm haben.

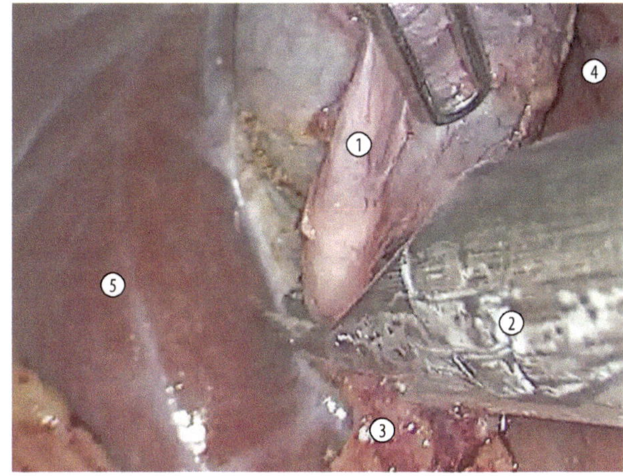

■ **Abb. 4.15** Ductus cysticus
1 Infundibulum der Gallenblase
2 Clipzange
3 Ductus cysticus
4 Lobus quadratus
5 rechter Leberlappen

■ 7 Arteria cystica

Die Arteria cystica (■ Abb. 4.16) wird ebenfalls gallenblasennah mittels 3 Clips verschlossen und schließlich durchtrennt.

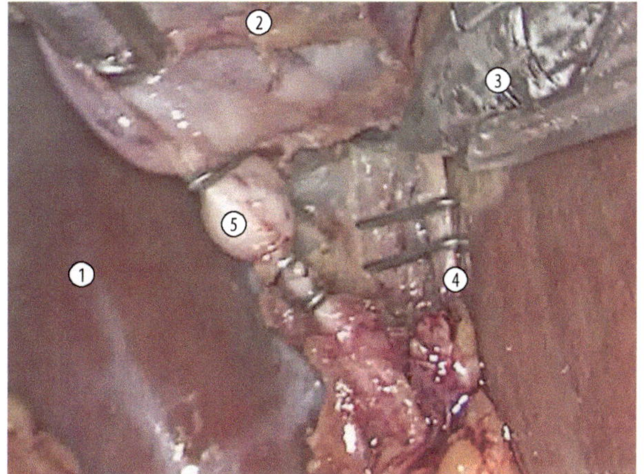

■ **Abb. 4.16** Arteria cystica
1 rechter Leberlappen
2 Infundibulum der Gallenblase
3 Clipzange
4 Arteria cystica
5 Geclippter Ductus cysticus

■ 8 Herauslösen der Gallenblase

Mit der Schere oder dem Haken wird die Gallenblase aus dem Gallenblasenbett mit monopolarem HF-Strom gelöst (■ Abb. 4.17).

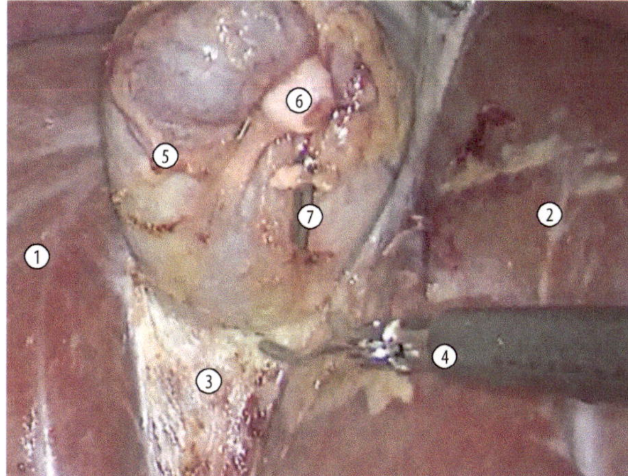

■ **Abb. 4.17** Herauslösen der Gallenblase
1 rechter Leberlappen
2 Lobus quadratus
3 Gallenblasenbett
4 Schere
5 Gallenblase
6 abgesetzter Ductus cysticus
7 Clip der abgesetzten Arteria cystica

▪ 9 Blutstillung und Kontrolle

Sorgfältige Blutstillung muss im Gallenblasenbett mit monopolarem HF-Strom, ggf. mittels Sprayfunktion erfolgen und abschließend die korrekte Clipapplikation kontrolliert werden (◘ Abb. 4.18).

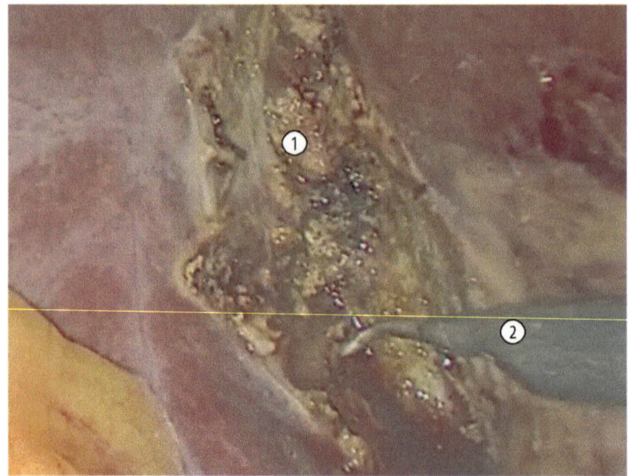

◘ **Abb. 4.18** Blutstillung und Kontrolle
1 Gallenblasenbett
2 Haken mit monopolarem HF-Strom

▪ 10 Bergen der Gallenblase

Die Gallenblase wird in einen Bergebeutel eingebracht und anschließend über den subxyphoidalen Zugang geborgen (◘ Abb. 4.19).

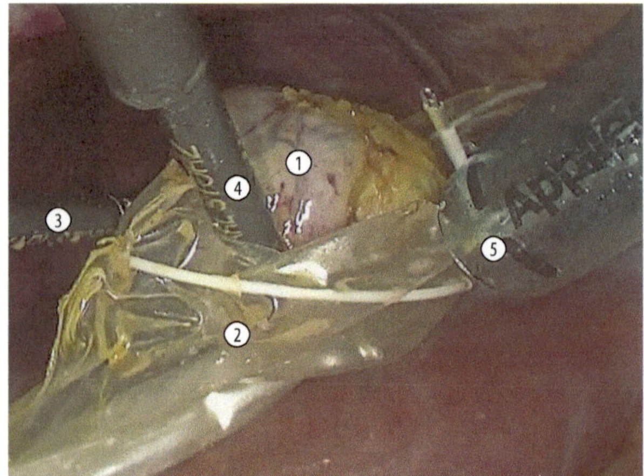

◘ **Abb. 4.19** Bergen der Gallenblase
1 Gallenblase
2 Bergebeutel
3 Greifzange (Assistent)
4 Pinzette (Operateur)
5 Trokar mit Dissektor (Operateur)

▪ 11 Herausnehmen der Trokare und Wundverschluss

Die Trokare werden unter Sicht entfernt (◘ Abb. 4.20), und eventuelle Blutungsquellen in den Stichkanälen werden versorgt. Über den letzten Trokar kann das restliche CO_2 durch ein Recruitment-Manöver der Anästhesie abgelassen werden.

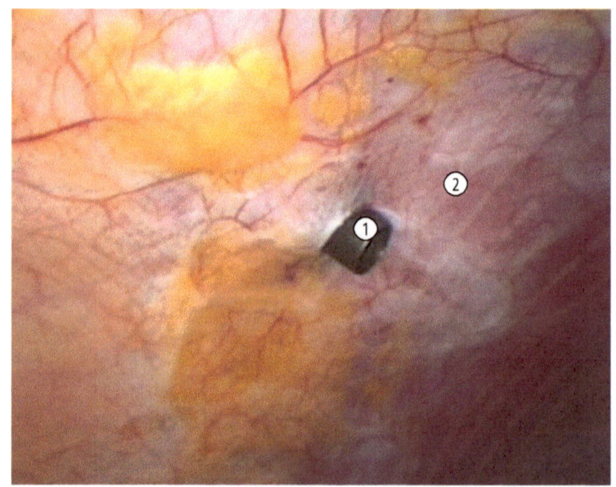

◘ **Abb. 4.20** Herausnehmen der Trokare
1 Trokarspitze
2 Bauchdecke

Magen

F.A. Granderath, A. Kirschniak

A. Kirschniak, F. A. Granderath (Hrsg.), *Laparoskopie in der chirurgischen Weiterbildung*,
DOI 10.1007/978-3-662-50523-6_5, © Springer-Verlag GmbH Deutschland 2017

5.1   Anatomische Grundlagen

5.1.1   Projektion des Magens auf die Bauchdecke

Der Magen liegt rechts unter dem Zwerchfell und projiziert sich in die Regio epigastrica (Abb. 5.1). Die Lage und Ausdehnung des Magens variiert stark. Allerdings sind der Eingang (Cardia) und der Ausgang (Pylorus) des Magens fixiert. Die Pars cardiaca liegt auf der linken Seite in Höhe des 11.–12. Thorakalwirbels. Der Pylorus ist rechts in Höhe des 1.–2. Lendenwirbels fixiert. Zwischen diesen beiden Fixpunkten verläuft die kleine Kurvatur. Sie wird im Epigastrium vom linken Leberlappen überlagert. Der direkt der vorderen Bauchwand anliegende Abschnitt entspricht dem Magenfeld (Labbé-Dreieck) und der durch die Leber bedeckte Anteil dem Leberfeld.

5.1.2   Topographie des Magens

Der intraabdominale Anteil des Gastrointestinaltraktes beginnt mit dem Pars abdominalis des Ösophagus und öffnet sich über das Ostium cardiacum in den trichterförmigen Mageneingang, die Cardia. Links davon schließt sich unterhalb der linken Zwerchfellkuppel der Fundus (Magenkuppel) an. Der Fundus enthält die im Magen vorhandene Luft, diese stellt sich bei der Röntgenübersichts-

aufnahme im Stehen als Magenblase dar. Zwischen Fundus und Ösophagus bildet sich ein spitzer Winkel aus, die Incisura cardiaca (His'scher Winkel). Den Hauptteil des Magens bildet der Magenkörper, an den sich die Pars pylorica anschließt. Sie bildet das Antrum pyloricum und setzt sich zum Magenpförtner (Pylorus) fort. Die Vorderfläche des Magens ist zur Bauchwand, die Hinterfläche zur Bursa omentalis ausgerichtet. Rechts befindet sich die kleine und links die große Kurvatur. Die kleine Kurvatur hat ihren tiefsten Punkt in der Incisura angularis, die den Beginn der Pars pylorica kennzeichnet und aus gastroskopischer Sicht eine wichtige Landmarke darstellt (Angulus-Falte). Ihr gegenüber befindet sich an der großen Kurvatur das Magenknie (Abb. 5.2). Im Fundus- und Korpusbereich bilden die Belegzellen der Drüsen HCl und die Hauptzellen Pepsin. Im Antrum bestehen die Drüsen nur noch aus schleimbildenden Nebenzellen. In der Lamina propria finden sich in den Peyer-Plaques des Ileums entsprechende Lymphfollikel.

Die Peritonealverhältnisse und der Verlauf der Gefäße des oberen Gastrointestinaltraktes (Abb. 5.3) lassen sich durch die Magen-Darm-Drehung erklären. Die Magen-Darm-Drehung umfasst die Drehung und Kippung des Magens und die Drehung der Darmschleife um die Achse der Arteria mesenterica superior gegen den Uhrzeigersinn.

Der Magen dreht sich um 90° im Uhrzeigersinn um seine Längsachse. Dadurch werden die große Kurvatur mit der Milz nach links und die kleine Kurvatur mit der Leber

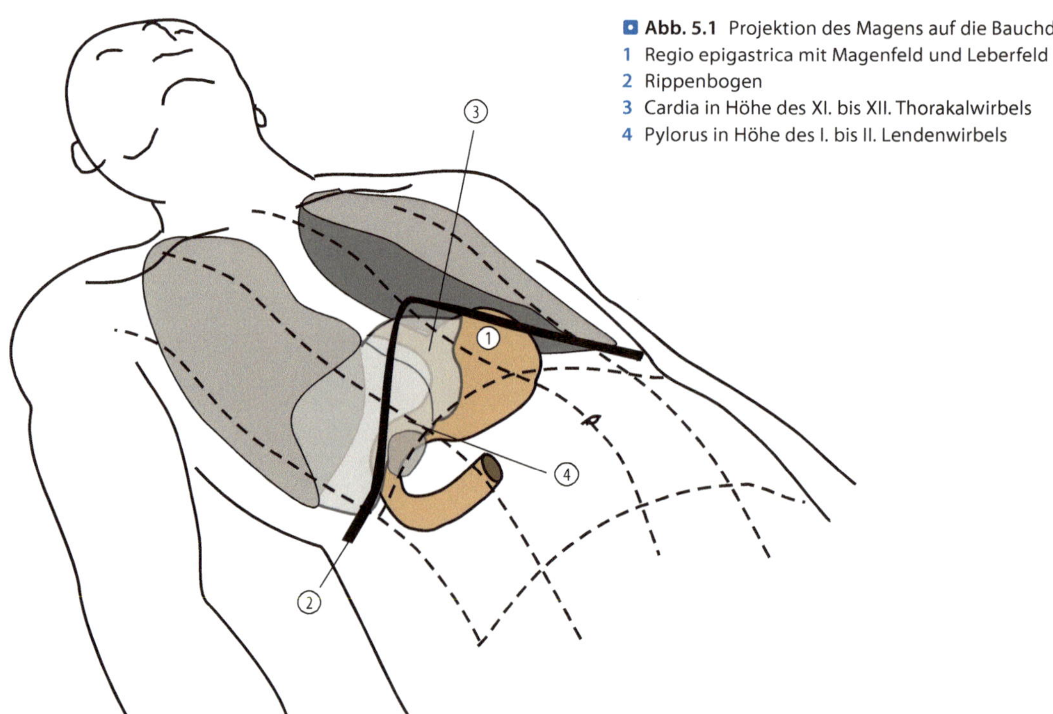

Abb. 5.1 Projektion des Magens auf die Bauchdecke
1   Regio epigastrica mit Magenfeld und Leberfeld
2   Rippenbogen
3   Cardia in Höhe des XI. bis XII. Thorakalwirbels
4   Pylorus in Höhe des I. bis II. Lendenwirbels

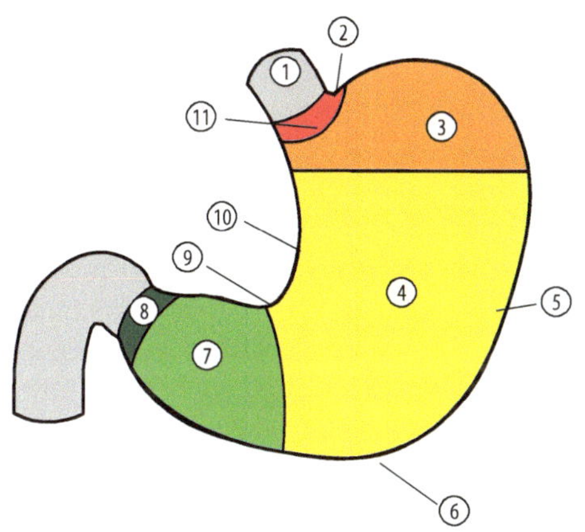

▫ Abb. 5.2 Die Abschnitte des Magens
1 Pars abdominalis des Ösophagus
2 Incisura cardiaca
3 Fundus
4 Corpus
5 Curvatura major
6 Genu gastricum
7 Pars pylorica, Antrum
8 Pylorus
9 Incisura angularis
10 Curvatura minor
11 Cardia

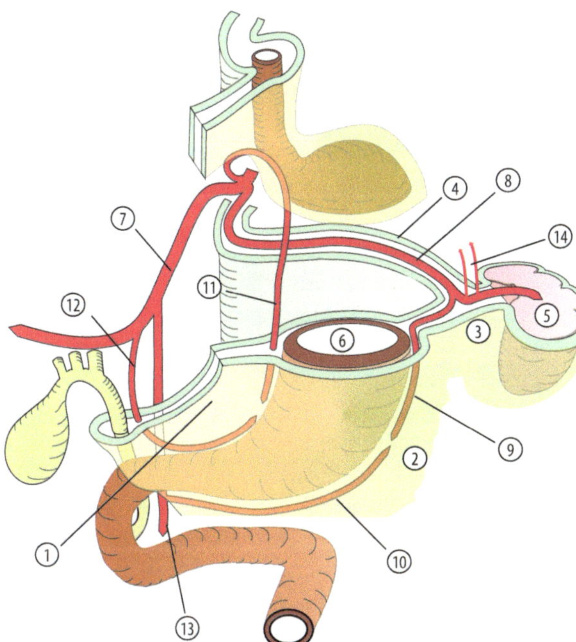

▫ Abb. 5.3 Verlauf der Arterien aus dem Truncus coeliacus in den embryonalen Mesenterien:
1 Ligamentum hepatoduodenalis
2 Omentum majus
3 Ligamentum gastrosplenicum
4 Meso dorsale
5 Milz
6 Magen
7 Arteria hepatica communis
8 Arteria splenica
9 Arteria gastroomentalis sinistra
10 Arteria gastroomentalis dextra
11 Arteria gastrica sinistra
12 Arteria gastrica dextra
13 Arteria gastroduodenalis
14 Arteriae gastricae breves

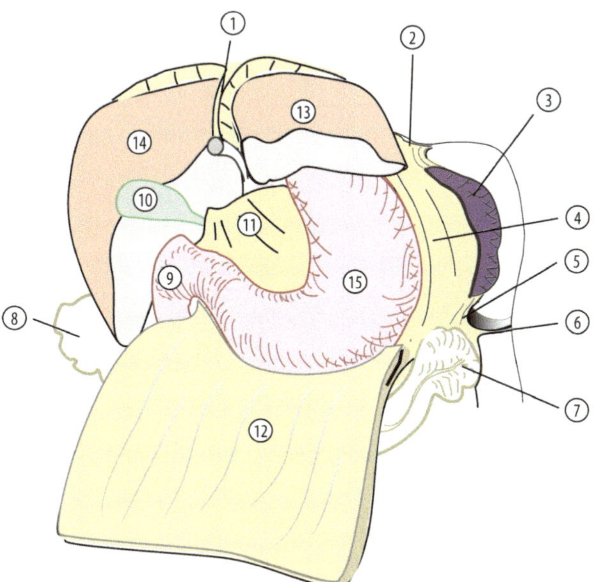

▫ Abb. 5.4 Definitive Topographie des Oberbauchs
1 Ligamentum falciforme mit Ligamentum teres hepatis
2 Ligamentum splenophrenicum
3 Milz
4 Ligamentum gastrosplenicum
5 Ligamentum splenocolicum
6 Ligamentum phrenicocolicum
7 linke Colonflexur
8 rechte Colonflexur
9 Bulbus duodeni
10 Gallenblase
11 Omentum minus
12 Omentum majus
13 Linker Leberlappen
14 Rechter Leberlappen
15 Magen

und Gallenblase nach rechts verlagert. Die Aussackung des dorsalen Mesenteriums bildet hinter dem Magen die Bursa omentalis. Aus dem ventralen Mesenterium wird zwischen kleiner Kurvatur und Leberhilus das kleine Netz (Omentum minus) und zwischen Leber und Leibeswand das Ligamentum falciforme mit dem Ligamentum teres hepatis. Neben der Magendrehung führt der Magen eine Kippbewegung durch, die hier nicht dargestellt ist.

Die Gefäße zur arteriellen Versorgung des Oberbauchs entspringen im Truncus coeliacus aus der dorsal gelegenen Aorta und verlaufen in den Mesenterien zu ihren Erfolgsorganen (◘ Abb. 5.4).

5.1.3   Arterien und Nerven des Magens

Die arterielle Versorgung des Magens erfolgt zum größten Teil aus dem Truncus coeliacus (◘ Abb. 5.5 und ◘ Abb. 5.6). Die 3 Hauptäste (Arteria hepatica communis, Arteria gastrica sinistra, Arteria splenica – Haller'sche Trias) versorgen dabei teils gemeinsam, teils alleine unterschiedliche Anteile des Magens. Die Arteria gastrica sinistra anastomosiert mit der Arteria gastrica dextra, einem Ast der Arteria hepatica propria an der kleinen Kurvatur. An der großen Kurvatur bilden die Arteria gastroomentalis sinistra (Ast der Arteria splenica) und die Arteria gastroomentalis dextra (Ast der Arteria gastroduodenalis, Ast der Arteria hepatica communis) einen weiteren Gefäßbogen. Aus den Arterienbögen entspringen ca. 8–15 Hauptäste zur Vorder- und Hinterwand des Magens.

Die Versorgung der Hinterwand im Bereich des Magenfundus übernehmen die Arteriae gastricae breves (»short gastrics«) die im Bereich des Milzhilus aus der Arteria splenica bzw. aus der oberen Milzarterie entspringen und im Ligamentum gastrosplenicum zum Fundus des Magens ziehen.

Die Variationsbreite der Arterien ist groß. Anpassungen an z. B. arteriosklerotische Veränderungen können Veränderungen des Gefäßverlaufes nach sich ziehen. So kann durch einen langsamen Verschluss des Truncus coeliacus eine Versorgung über das Anastomosennetz der Arteria gastroduodenalis zur Arteria mesenterica superior die Versorgung weitestgehend durch diese übernommen werden.

Die Blutversorgung des Duodenums und des Pankreas erfolgt über die Arteria gastroduodenalis sowie über eine Anastomose mit der Arteria mesenterica superior. Die Arteria gastroduodenalis entspringt im Omentum minus aus der Arteria hepatica communis, unterkreuzt die Arteria gastrica dextra und verläuft hinter dem Bulbus duodeni nach dorsal um das Duodenum und den Processus uncinatus des Pankreaskopfes zu versorgen.

Die Venen des Magens drainieren das venöse Blut über die Vena splenica und die Vena mesenterica superior pfortaderwärts. Eine Ausnahme stellen einige Venen im Bereich des Mageneingangs dar, die eine Verbindung zum Venenplexus des Ösophagus haben und über das Azygos-System zum Einzugsgebiet der Vena cava superior gehören. Bei einer portalen Hypertension und einer dadurch bedingten Flussumkehr des venösen Blutstroms kann es durch diese Verbindung zur Ausbildung von Ösophagusvarizen kommen.

Das autonome intramurale Nervensystem wird am Magen – wie an allen Hohlorganen des Verdauungstrakts – von sympathischen und parasympathischen Nerven versorgt (◘ Abb. 5.7 und ◘ Abb. 5.8). Diese sind in 3 Plexus einzuteilen:

- Plexus myentericus (»Auerbach-Plexus«: zwischen äußerer Längs- und innerer Ringmuskelschicht),
- Plexus submucosus (Meissner-Plexus: submukös) und
- Plexus subserosus.

Der Truncus vagalis anterior hat über die kleine Kurvatur eine Verbindung zum Plexus coeliacus. In Cardiahöhe zweigt der Plexus hepaticus anterior ab, der in der Regel zum Mündungsbereich des Ductus cysticus zieht, um die Leber und die Gallenblase zu versorgen. Im Verlauf gibt er noch einen Ramus pyloricus ab, welcher im kleinen Netz zum Pylorus zieht. Der Truncus vagalis anterior versorgt den ventralen Fundus- und Korpusbereich. Das Antrum kann direkt durch einen Ast des Truncus vagalis anterior versorgt werden (Nervus Latarjet).

Von den Nervenfasern des Truncus vagalis posterior zweigen ⅔ zum Plexus coeliacus nach dorsal ab. Sie übernehmen die parasympathische Kontrolle vom Bulbus duodeni und innervieren den Darmtrakt bis zum Cannon-Böhm'schen Punkt (zwischen 2. und 3. Drittel des C. transversum). Aus dem Truncus posterior werden Milz, Pankreas, Niere und Nebennieren parasympathisch innerviert. Über den Plexus hepaticus posterior ziehen Fasern zur Leber und zu den extrahepatischen Gallenwegen.

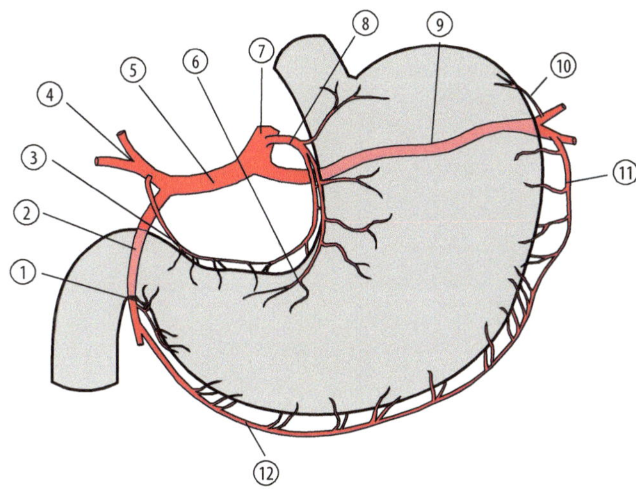

Abb. 5.5 Arterielle Versorgung des Magens
1 Arteria pylori
2 Arteria gastroduodenalis
3 Arteria gastrica dextra
4 Arteria hepatica propria mit Aufzweigung in Arteria hepatica dextra und sinistra
5 Arteria hepatica communis
6 »Krähenfuß« (engl. »crowfoot«)
7 Truncus coeliacus
8 Arteria gastrica sinistra
9 Arteria splenica
10 Arteriae gastricae breves
11 Arteria gastroomentalis sinistra
12 Arteria gastroomentalis dextra

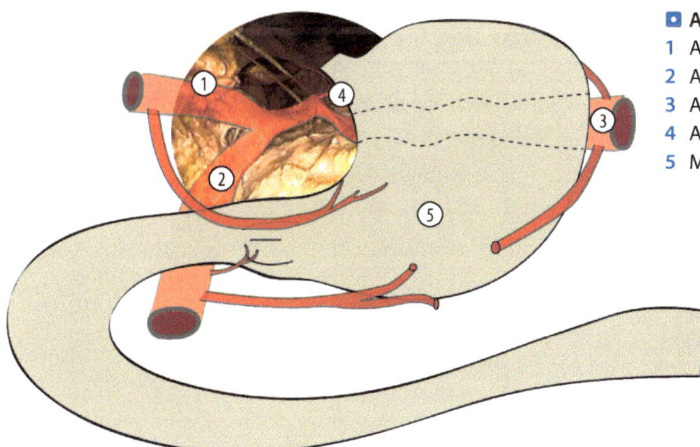

Abb. 5.6 Truncus coeliacus am anatomischen Präparat
1 Arteria hepatica communis,
2 Arteria gastroduodenalis,
3 Arteria splenica,
4 Arteria gastrica sinistra,
5 Magen

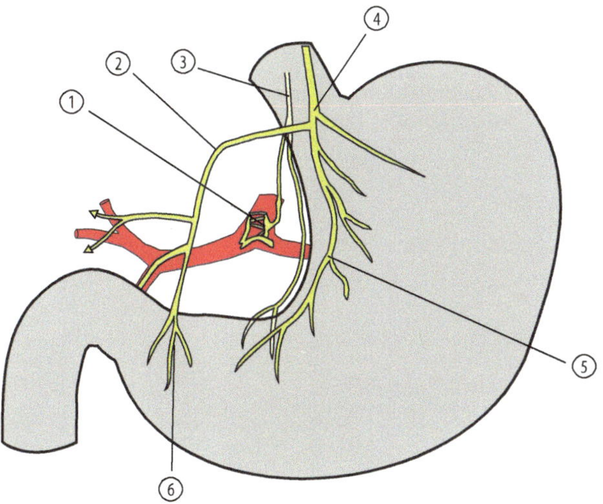

Abb. 5.7 Nerven des Magens
1 Plexus coeliacus
2 Plexus hepaticus anterior
3 Truncus vagalis posterior
4 Truncus vagalis anterior
5 Nervus Latarjet
6 Ramus pyloricus

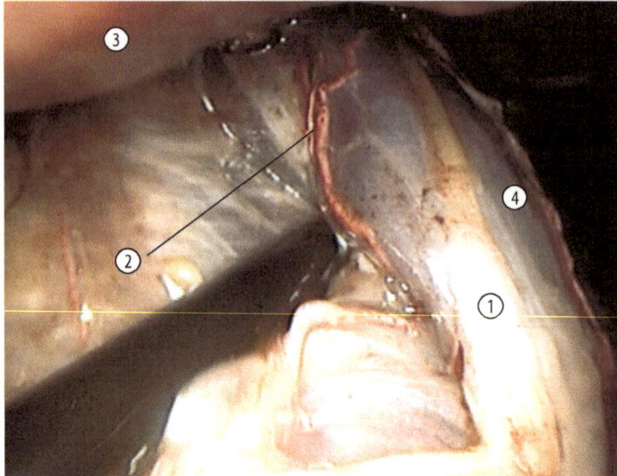

Abb. 5.8 Truncus vagalis anterior
1 Truncus vagalis anterior (vorderer Nervus vagus)
2 Ast der Arteria gastrica sinistra
3 Linker Leberlappen
4 Ösophagus

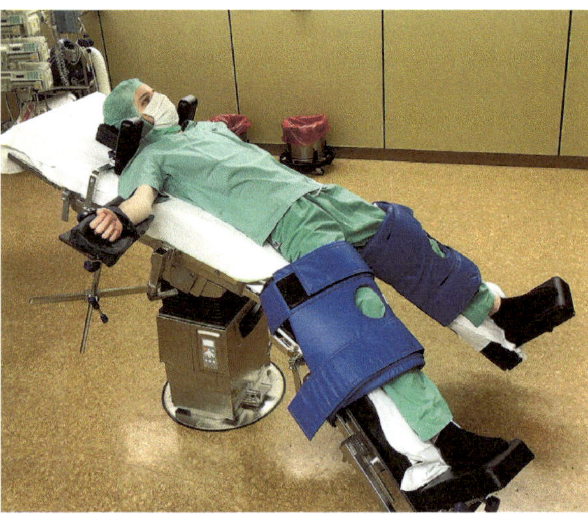

Abb. 5.9 Lagerung bei laparoskopischen Mageneingriffen

5.2   Vor der Operation

Bei laparoskopischen Mageneingriffen sind die Beine nach außen gelagert (**Abb. 5.9**). Der Operateur steht median zwischen den Beinen des Patienten. Der Körper wird mit den Füßen zum Boden gekippt (Anti-Trendelenburg-Lagerung).

Spezifische laparoskopische Instrumente für laparoskopische Mageneingriffe

- Saug-Spül-Einheit
- Monopolare Schere oder Häkchen
- Fasszange (z. B.: Babcock-Zange)
- Pinzette
- Clipapplikator
- Nadelhalter
- Energie-Device
- Gegebenenfalls Knotenschieber für extra-korporale Knotentechniken

5.3 Laparoskopische Fundoplicatio

Knotenpunkte der laparoskopischen Fundoplicatio

1. Platzierung der Trokare
2. Einbringen des Leberretraktors
3. Eröffnung des Omentum minus
4. Präparation des linken Zwerchfellschenkels
5. Eindringen in das Mediastinum
6. Mobilisation des Fundus ventriculi
7. Verschluss der Arteriae gastricae breves
8. Präparation des rechten Zwerchfellschenkels
9. Mobilisation des Ösophagus
10. Anlage der Hiatoplastik
11. Durchzug des Fundus hinter der Speiseröhre
12. Anbringen der Fundophrenicopexie
13. Naht der 270°-Manschette (Toupet)
14. Alternativ: Naht einer 360°-Manschette (Nissen)
15. Entfernung der Trokare unter Sicht

▪ 1 Platzierung der Trokare

Kameratrokar (10 mm): ca. 4 cm kranial des Nabels

Retraktortrokar (10 mm): rechter Oberbauch unter dem Rippenbogen in der Medioklavikularlinie

Arbeitstrokar 1 (12 mm): Zwischen dem Optiktrokar und dem Arbeitstrokar 1 ein gleichschenkliges Dreieck bilden

Arbeitstrokar 2 (5 mm): Vordere Axillarlinie, 3 fingerbreit unter dem Rippenbogen

Arbeitstrokar 3 (5 mm): Subxyphoidal Laparoskopische Cholezystektomie (◘ Abb. 5.10)

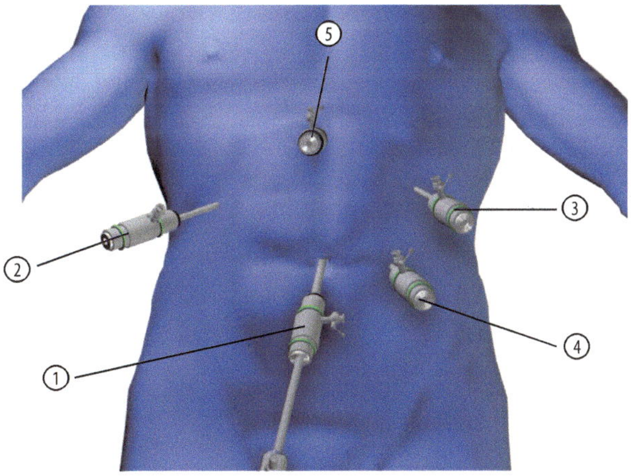

◘ **Abb. 5.10** Trokarpositionen
1 Kameratrokar (10 mm)
2 Retraktortrokar (10 mm)
3 Arbeitstrokar 1 (12 mm)
4 Arbeitstrokar 2 (12 mm)
5 Arbeitstrokar 3 (5 mm)

▪ 2 Einbringen des Leberretraktors

Der Leberretraktor wird über den Trokar im rechten Oberbauch eingebracht und hebt den linken Leberlappen an (◘ Abb. 5.11).

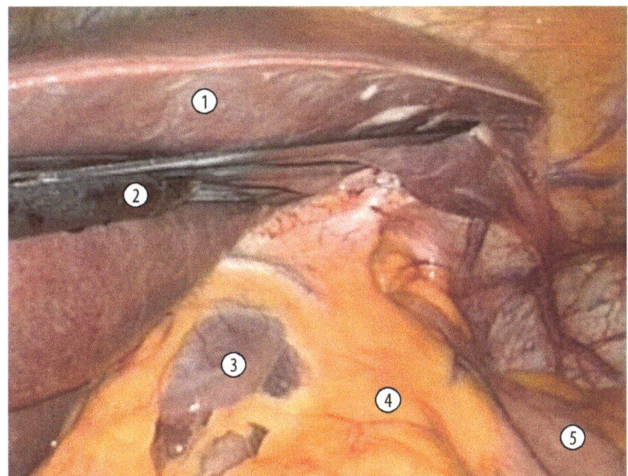

◘ **Abb. 5.11** Linker Leberlappen retrahiert
1 linker Leberlappen retrahiert
2 Retraktortrokar aus rechtem Oberbauch
3 Lobus caudatus
4 Ligamentum hepatogastricum
5 Magen/Cardia

■ 3 Eröffnung der Bursa omentalis

Nach der Retraktion des linken Leberlappens erfolgt die Eröffnung des Omentum minus zwischen dem linken Leberlappen und dem Magen. Hier findet sich eine durchsichtige Stelle als Einstieg in die Bursa omentalis, dahinter befindet sich der Lobus caudatus (◘ Abb. 5.12).

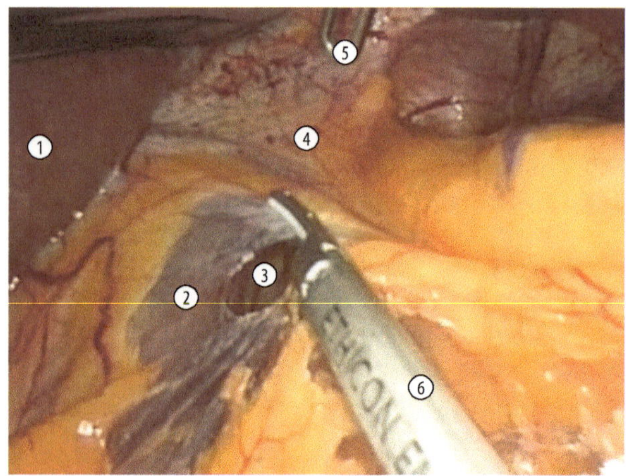

◘ **Abb. 5.12** Eröffnung des Omentum minus
1 linker Leberlappen retrahiert
2 Lobus caudatus
3 Bursa omentalis mit Foramen epiploicum
4 Ligamentum hepatogastricum
5 Pinzette aus Arbeitstrokar 3
6 Energy-based Device zur Dissektion aus Arbeitstrokar 2

■ 4 Präparation des rechten Zwerchfellschenkels

Nach Eröffnung der Bursa omentalis zeigt sich der Lobus caudatus. Der rechte Zwerchfellschenkel wird so präpariert, dass das Peritoneum darauf nicht verletzt wird (◘ Abb. 5.13).

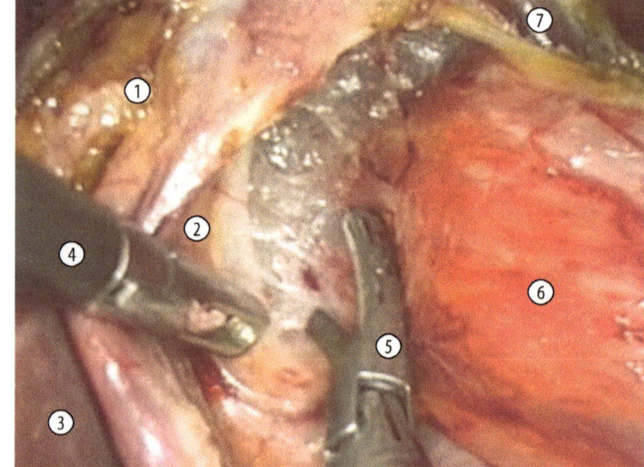

◘ **Abb. 5.13** Rechter Zwerchfellschenkel
1 Schnittkante des Omentum minus
2 rechter Zwerchfellschenkel
3 Lobus caudatus
4 Pinzette aus Arbeitstrokar 3
5 Energy-based Device aus Arbeitstrokar 2
6 Ösophagus/Cardia
7 linker Zwerchfellschenkel

■ 5 Eindringen in das Mediastinum

Mit dem Ultracision wird paraösophageal das Mediastinum entlang des rechten Zwerchfellschenkels eröffnet (◘ Abb. 5.14).

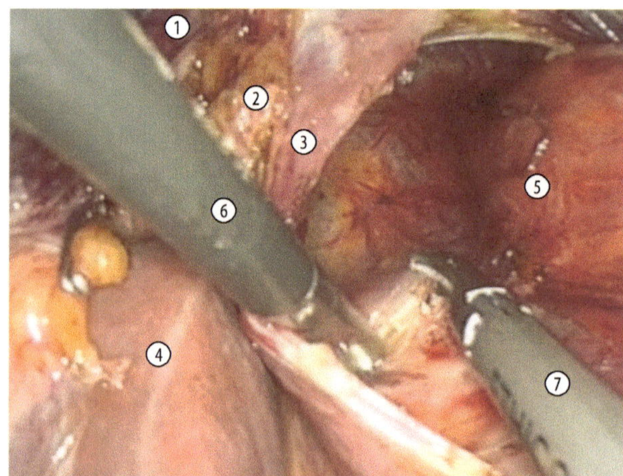

◘ **Abb. 5.14** Eindringen in das Mediastinum
1 linker Leberlappen
2 Schnittkante des Omentum minus
3 rechter Zwerchfellschenkel
4 Lobus caudatus
5 Ösophagus
6 Pinzette aus Arbeitstrokar 3
7 Energy-based Device aus Arbeitstrokar 2

■ 6 Mobilisation des Fundus ventriculi

Es erfolgt die Mobilisation des Fundus ventriculi, zirka 15 cm von der Kardia entfernt. Die Mobilisation erfolgt im Ligamentum gastrosplenicum. Das Ligament wird vom Magen magennah getrennt (◘ Abb. 5.15).

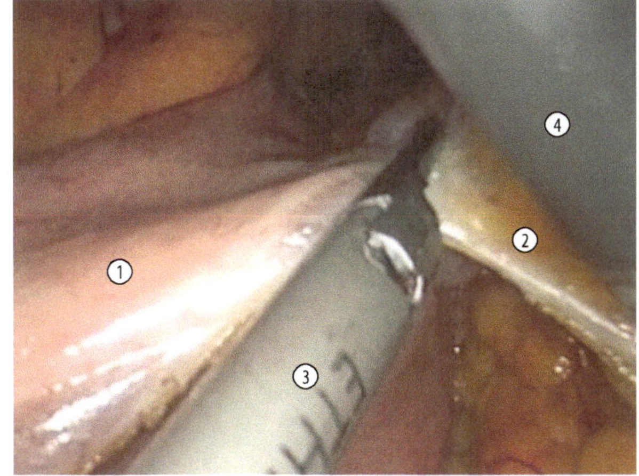

◘ Abb. 5.15 Omentum majus
1 Magen
2 Omentum majus
3 Energy-based Device aus Arbeitstrokar 2
4 Pinzette aus Arbeitstrokar 3

■ 7 Verschluss der Arteriae gastricae breves

Die Arteriae gastricae breves sind häufig der Grund für Nachblutungen, man kann Sie mit einem Energy-device versiegeln oder mit Clips verschließen (◘ Abb. 5.16).

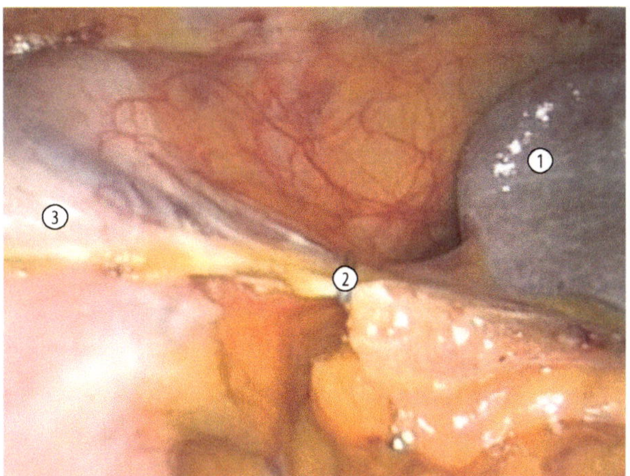

◘ Abb. 5.16 Arteriae gastricae breves
1 Milz
2 geclippte Arteriae gastricae breves
3 Fundus

■ 8 Präparation des linken Zwerchfellschenkels

Der linke Zwerchfellschenkel wird ebenfalls so präpariert, dass das Peritoneum darauf nicht eröffnet wird (◘ Abb. 5.17). Eine Verletzung des Ösophagus ist auf alle Fälle zu vermeiden.

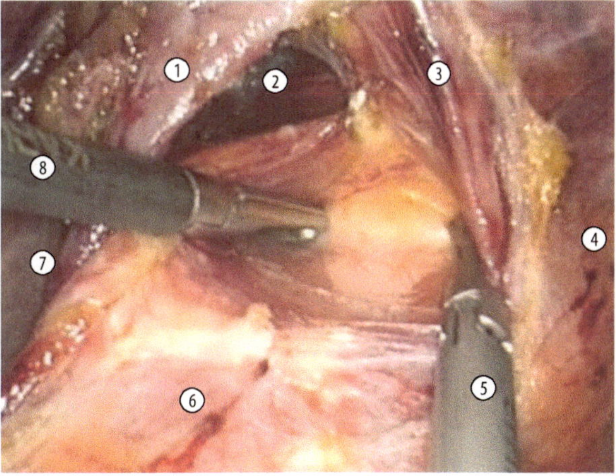

◘ Abb. 5.17 Linker Zwerchfellschenkel
1 rechter Zwerchfellschenkel
2 linker Zwerchfellschenkel
3 Ösophagus
4 Lobus caudatus
5 Mediastinum
6 Fundus
7 Pinzette aus Arbeitstrokar 3
8 Energy-based Device aus Arbeitstrokar 2

■ 9 Mobilisation des Ösophagus

Der Ösophagus wird nun um seine Zirkumferenz bis in das Mediastinum hinein mobilisiert (■ Abb. 5.18). Es ist darauf zu achten, dass die Pleura auf beiden Seiten nicht verletzt werden. Man bewegt sich in der gefäßfreien spinnwebförmigen Schicht. Die Speiseröhre muss soweit mobilisiert werden, dass die Kardia locker im Abdomen zu liegen kommt.

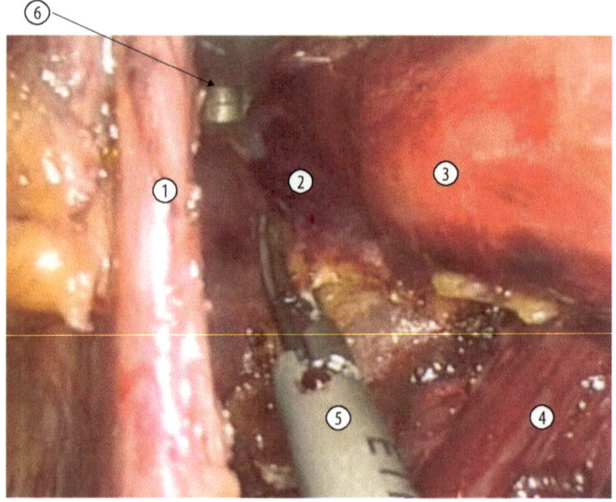

■ Abb. 5.18 Mobilisation des Ösophagus
1 rechter Zwerchfellschenkel
2 Mediastinum
3 Ösophagus
4 linker Zwerchfellschenkel
5 Energy-based Device aus Arbeitstrokar 2
6 Pinzette aus Arbeitstrokar 3

■ 10 Anlage der Hiatoplastik

Nach kompletter Mobilisation des Ösophagus findet nun die Anlage der Hiatoplastik statt (■ Abb. 5.19 und ■ Abb. 5.20). Die Hiatoplastik wird mit nicht-resorbierbarem geflochtenem Nahtmaterial angelegt. Die Speiseröhre sollte so zu liegen kommen, dass sie nicht eingeengt ist, der Hiatus aber sicher verschlossen ist.

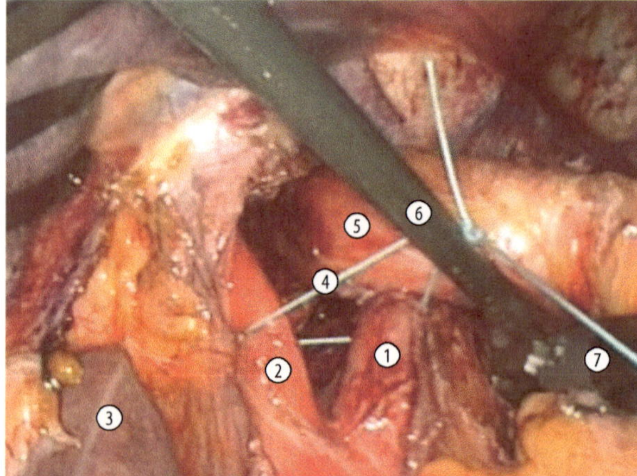

■ Abb. 5.19 Hiatoplastik I
1 linker Zwerchfellschenkel
2 rechter Zwerchfellschenkel
3 Lobus caudatus
4 Hiatoplastik
5 Ösophagus
6 Pinzette aus Arbeitstrokar 3
7 Nadelhalter

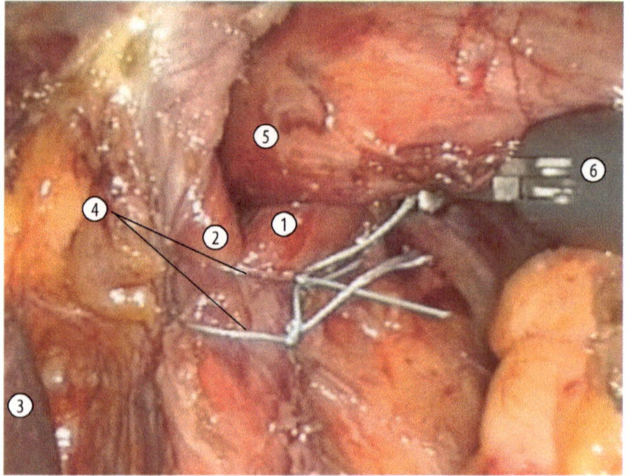

■ Abb. 5.20 Hiatoplastik II
1 linker Zwerchfellschenkel
2 rechter Zwerchfellschenkel
3 Lobus caudatus
4 Hiatoplastik
5 Ösophagus
6 Knotenschieber

■ 11 Durchzug des Fundus hinter der Speiseröhre (Shoe-Shine-Manöver)

Der Ösophagus wird nun um seine Zirkumferenz bis in das Mediastinum hinein mobilisiert. Es ist darauf zu achten, dass die Pleura auf beiden Seiten nicht verletzt werden. Man bewegt sich in der gefäßfreien spinnwebförmigen Schicht. Die Speiseröhre muss soweit mobilisiert werden, dass die Kardia locker im Abdomen zu liegen kommt (◘ Abb. 5.21).

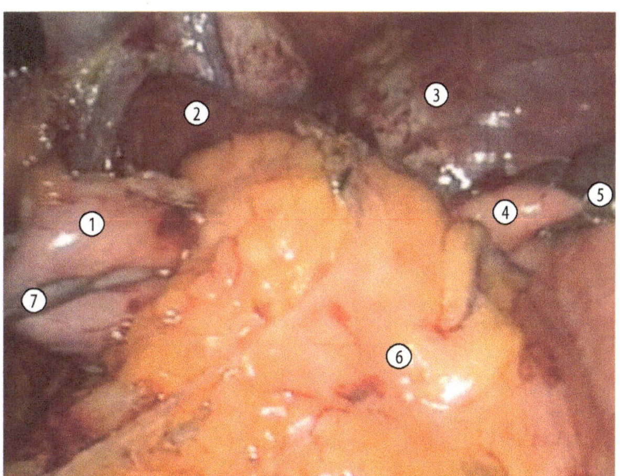

◘ **Abb. 5.21** Shoe-Shine-Manöver
1 rechte Fundusbacke (durchgezogener Fundus)
2 Ösophagus
3 Zwerchfell
4 linke Fundusbacke
5 Pinzette aus Arbeitstrokar 1
6 Magen (von Omentum majus bedeckt)
7 Pinzette aus Arbeitstrokar 3

■ 12 Anbringen der Fundophrenicopexie

Der durchgezogene Fundus wird am rechten Zwerchfellschenkel mit 2 monofilen Fäden fixiert (◘ Abb. 5.22).

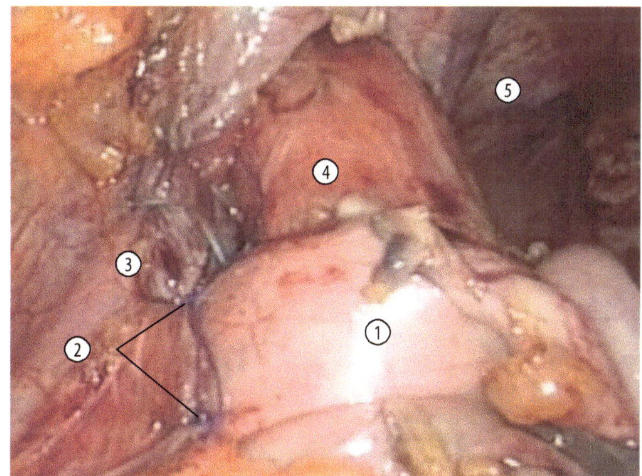

◘ **Abb. 5.22** Fundophrenicopexie
1 durchgezogener Fundus
2 Fundophrenicopexie
3 rechter Zwerchfellschenkel
4 Ösophagus
5 Zwerchfell

■ 13 Naht der 270°-Manschette (Toupet)

Die beiden Backen der Manschette werden an den Ösophagus mit 2–3 monofilen Fäden fixiert (◘ Abb. 5.23). Es ist dabei darauf zu achten, den Nervus vagus nicht zu verletzen.

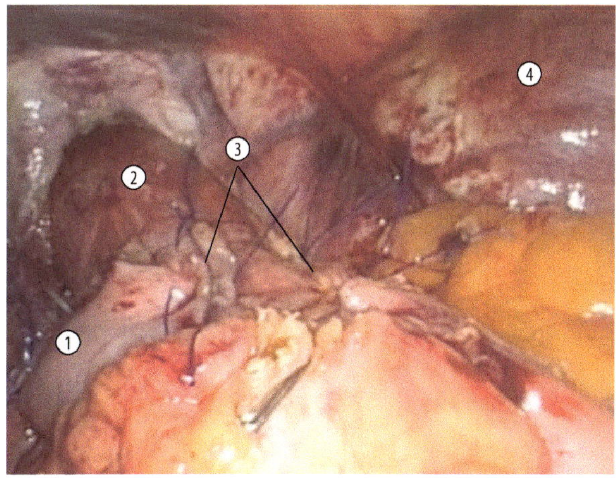

◘ **Abb. 5.23** Toupet-Manschette (270°)
1 durchgezogener Fundus
2 Ösophagus
3 am Ösophagus ventral befestigte Fundusbacken
4 Zwerchfell

■ 14 Alternativ: Naht der 360°-Manschette (Nissen)

Die beiden Backen der Manschette können alternativ mit 3 Nähten zusammengezogen werden, dabei wird bei der letzten Naht die Speiseröhre mitgestochen, um ein Slipping-/Teleskop-Phänomen der Manschette zu vermeiden (■ Abb. 5.24).

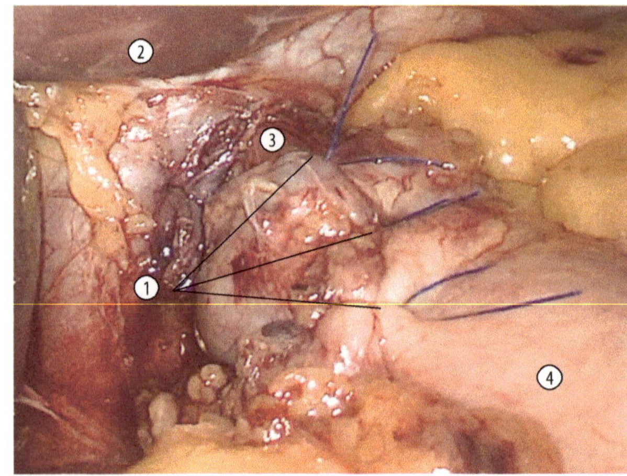

■ **Abb. 5.24** Fundoplicatio nach Nissen
1 miteinander vernähte Fundoplicatiobacken
2 linker Leberlappen
3 Ösophagus
4 Magen

■ 15 Entfernung der Trokare unter Sicht

Die Trokare werden unter Sicht entfernt (■ Abb. 5.25).

■ **Abb. 5.25** Entfernung der Trokare unter Sicht

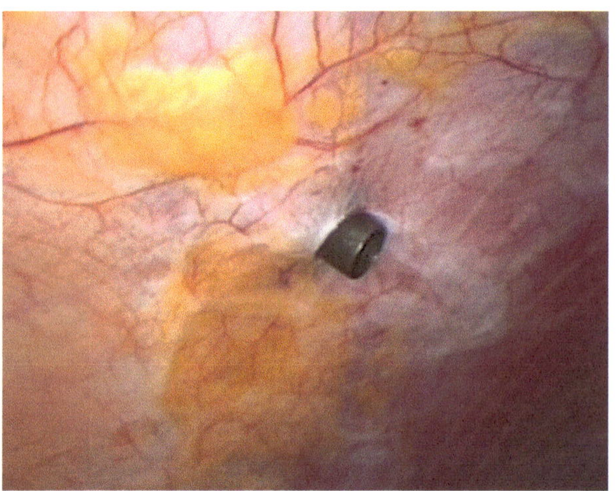

5.4 Laparoskopische Sleeve-Gastrektomie

Knotenpunkte der laparoskopischen Sleeve-Gastrektomie

1. Platzierung der Trokare
2. Einbringen des Leberretraktors
3. Eröffnen der Bursa omentalis
4. Präparation der großen Kurvatur
5. Durchtrennen der Arteriae gastricae breves
6. Darstellen des linken Zwerchfellschenkels
7. Präparation der großen Kurvatur bis 7–8 cm vor den Pylorus
8. Einbringen des Bougies
9. Durchtrennen des Magens entlang des Bougies
10. Bergen des Präparates
11. Volumetrie des Magens
12. Entfernen der Trokare und Verschluss der Wunden

1 Platzierung der Trokare

- Kameratrokar (10 mm): ca. 4 cm kranial des Nabels
- Retraktortrokar (10 mm): rechter Oberbauch unter dem Rippenbogen in der Medioklavikularlinie.
- Arbeitstrokar 1 (12 mm): Zwischen dem Optiktrokar und dem Arbeitstrokar 1 ein gleichschenkliges Dreieck bilden.
- Arbeitstrokar 2 (5 mm): Vordere Axillarlinie, 3 Querfinger unter dem Rippenbogen
- Arbeitstrokar 3 (5 mm): Subxyphoidal (◘ Abb. 5.26)

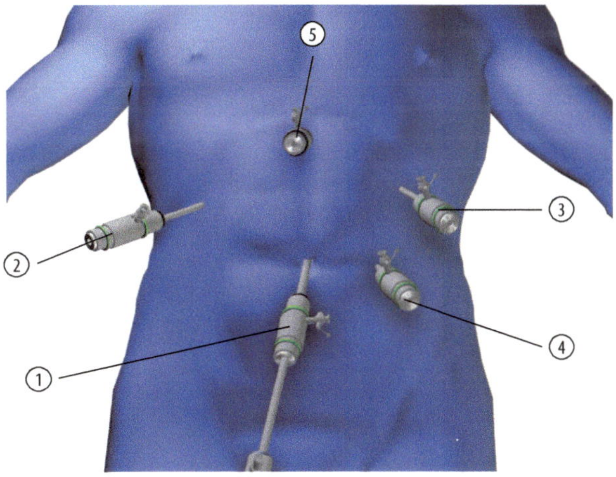

◘ **Abb. 5.26** Trokarpositionen
1 Kameratrokar (10 mm)
2 Retraktortrokar (10 mm)
3 Arbeitstrokar 1 (12 mm)
4 Arbeitstrokar 2 (5 mm)
5 Arbeitstrokar 3 (5 mm)

2 Einbringen des Leberretraktors

Der Leberretraktor wird über den Trokar im rechten Oberbauch eingebracht (◘ Abb. 5.27) und hebt den linken Leberlappen an

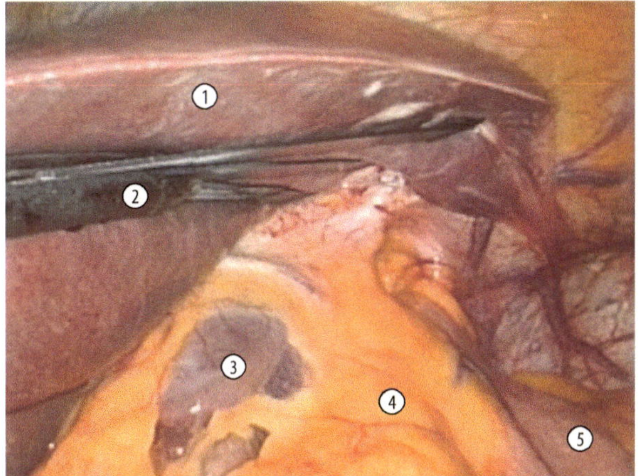

◘ **Abb. 5.27** Linker Leberlappen retrahiert
1 linker Leberlappen retrahiert
2 Retraktortrokar aus rechtem Oberbauch
3 Lobus caudatus
4 Ligamentum hepatogastricum
5 Magen/Cardia

▪ 3 Eröffnen der Bursa omentalis

Mit der Pinzette wird der Magen angehoben und die Bursa omentalis wird magennah mit dem Ultracision eröffnet (◘ Abb. 5.28). Die Arteriae gastroomentalis dextra bzw. sinistra müssen bei der kompletten Präparation erhalten bleiben.

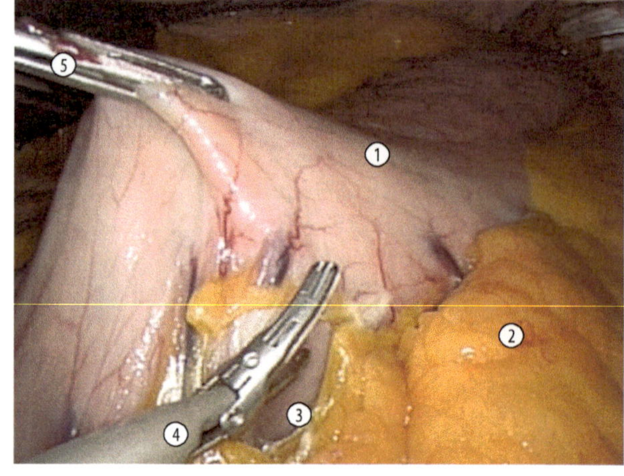

◘ **Abb. 5.28** Eröffnung der Bursa omentalis
1 Magen
2 Omentum majus
3 eröffnete Bursa omentalis
4 Energy-based Device aus Arbeitstrokar 2
5 Pinzette aus Arbeitstrokar 3

▪ 4 Präparation der großen Kurvatur

Die große Kurvatur wird magennah mit dem Ultracision von dem Omentum majus bzw. dem Ligamentum gastrosplenicum abgetrennt (◘ Abb. 5.29).

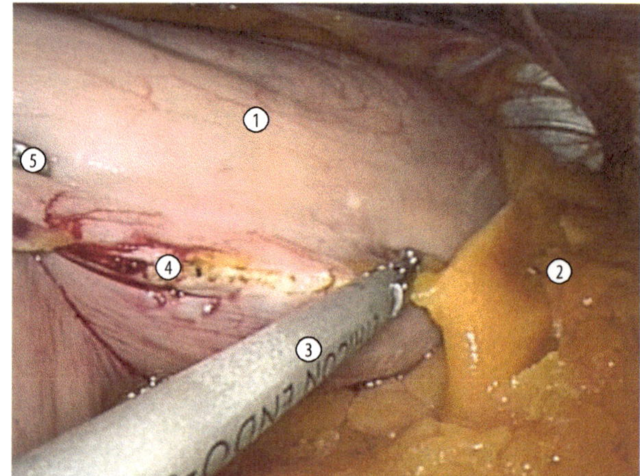

◘ **Abb. 5.29** Präparation des Omentum majus
1 Magen
2 Omentum majus
3 Energy-based Device aus Arbeitstrokar 2
4 große Kurvatur ohne Omentum majus
5 Pinzette aus Arbeitstrokar 3

▪ 5 Durchtrennen der Arteriae gastricae breves

Im Bereich des Oberpols der Milz muss darauf geachtet werden, dass die Arteriae gastricae breves gut verschlossen sind (◘ Abb. 5.30). Der Magen wird hier vom Ligamentum gastrosplenicum getrennt.

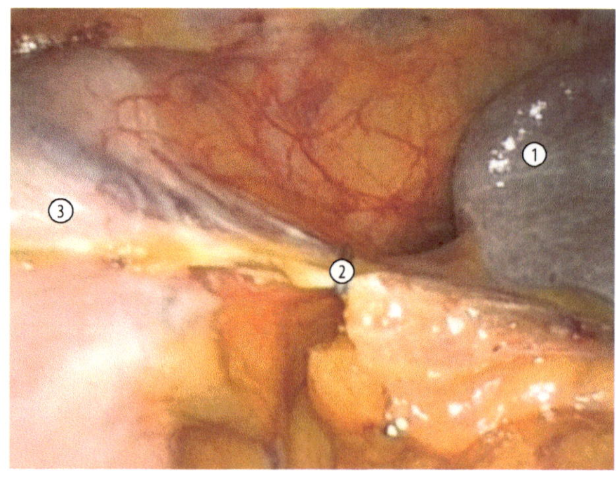

◘ **Abb. 5.30** Arteriae gastricae breves
1 Milz
2 geclippte Arteriae gastricae breves
3 Fundus

■ **6 Darstellen des linken Zwerchfellschenkels**

Die Präparation erfolgt bis der linke Zwerchfellschenkel sichtbar ist (◘ Abb. 5.31).

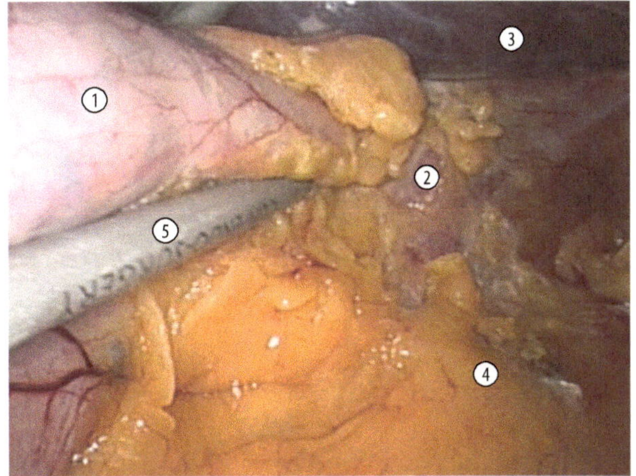

◘ **Abb. 5.31** Linker Zwerchfellschenkel
1 Magen
2 linker Zwerchfellschenkel
3 linker Leberlappen
4 Omentum majus
5 Energy-based Device aus Arbeitstrokar 2

■ **7 Präparation der großen Kurvatur bis 7–8 cm vor dem Pylorus**

Die Präparation erfolgt nun an der Einkerbung der Eröffnung der Bursa omentalis. Sie erfolgt bis 7–8 cm vor dem Pylorus (◘ Abb. 5.32). Hier können kleinere Gefäße ebenfalls zu Blutungen führen.

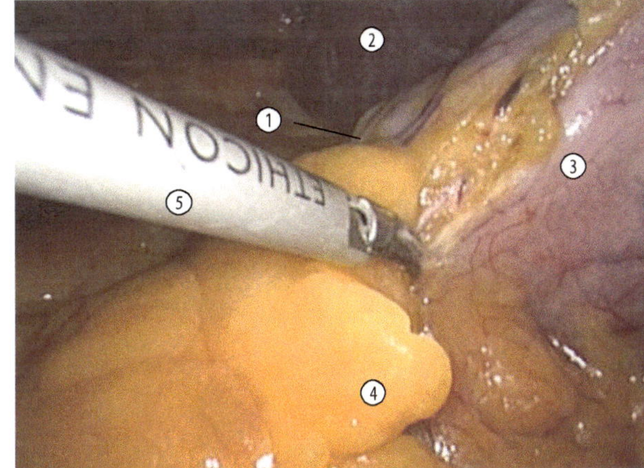

◘ **Abb. 5.32** Pylorus
1 Pylorus
2 Leber
3 Antrum
4 Omentum majus
5 Energy-based Device aus Arbeitstrokar 2

■ **8 Einbringen des Bougie**

Es wird eine 35 Charr. Magensonde eingebracht und bis in die präpylorische Region vorgeschoben (◘ Abb. 5.33).

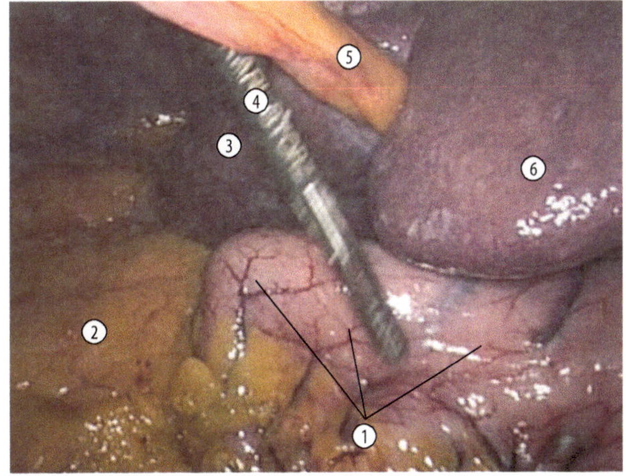

◘ **Abb. 5.33** Einführung des Bougie
1 Bougie in Richtung Antrum/Pylorus
2 Omentum majus
3 rechter Leberlappen
4 Pinzette aus Arbeitstrokar 3
5 Ligamentum teres hepatis
6 linker Leberlappen

■ 9 Durchtrennen des Magens entlang des Bougie

Nun erfolgt das Abstapeln des Magens entlang des Bougie. Dies erfolgt in der Regel mit 4–5 Magazinen (■ Abb. 5.34).

■ **Abb. 5.34** Sleeve entlang des Bougie
1 Schlauchmagen mit Bougie
2 Klammernahtgerät
3 Retraktor aus Retraktortrokar
4 linker Leberlappen
5 Magenresektat
6 Pinzette aus Arbeitstrokar 2

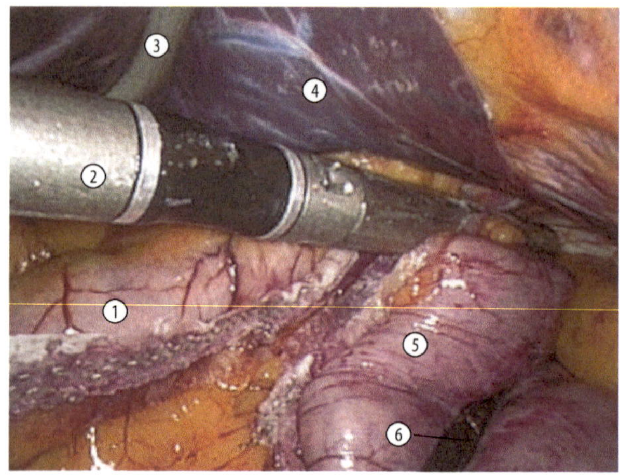

■ 10 Bergen des Präparates

Das Präparat wird mit der Fasszange gegriffen und über die erweiterte Inzision subxyphoidal geborgen (■ Abb. 5.35).

■ **Abb. 5.35** Bergen des Präparates

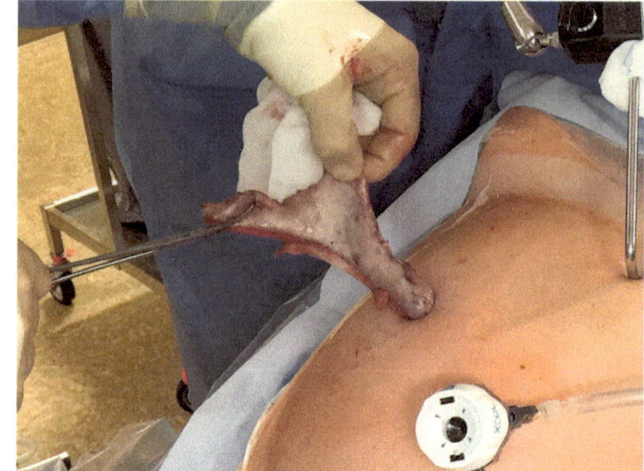

■ 11 Volumetrie des Magens

Das Präparat wird mit Wasser gefüllt um die Größe des Resektats abzuschätzen (■ Abb. 5.36).

■ **Abb. 5.36** Volumetrie des Magens

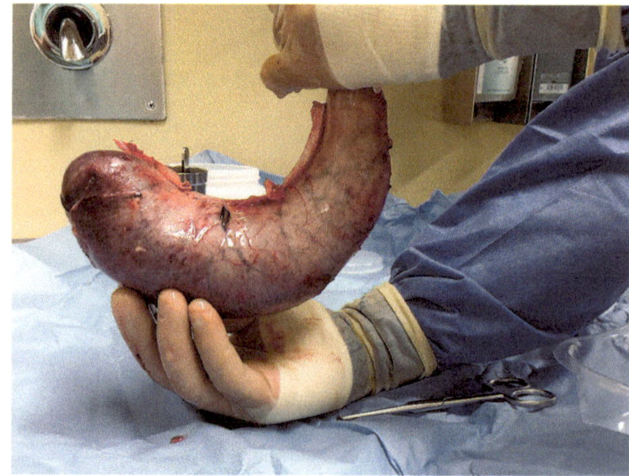

▪ 12 Entfernen der Trokare unter Sicht

Die Trokare werden unter Sicht entfernt (◘ Abb. 5.37).
Wenn möglich, sollte eine Fasziennaht mit Einzelknopfnaht erfolgen. Ansonsten erfolgen die subkutane Adapta-
tion und die Hautklammernaht.

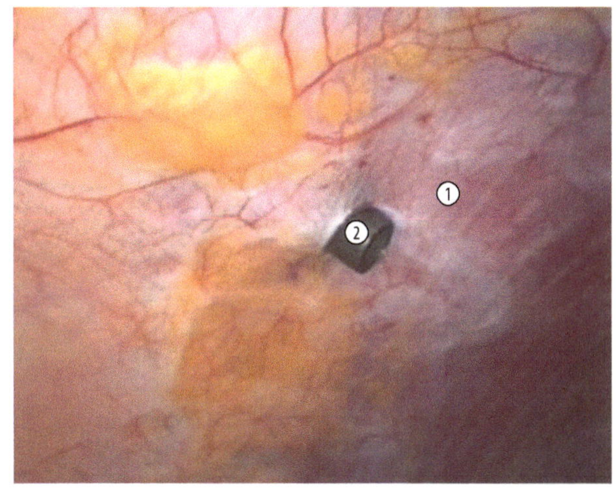

◘ **Abb. 5.37** Trokare entfernen
1 Bauchdecke
2 Trokarhülse

5.5 Laparoskopische Magenulkusoperation

Knotenpunkte der laparoskopischen Magenulkusoperation

1. Leber retrahieren
2. Exploration des Magens
3. Einzelknopfnaht
4. Verschluss des Ulcus ventriculi

5. Adaption eines Omentum Patches
6. Abschlusskontrolle
7. Spül-Saug-Aktion

▪ 1 Leber retrahieren

Die Leber wird mittels Retraktor hochgehalten, um den
gesamten Magen einsehen zu können (◘ Abb. 5.38).

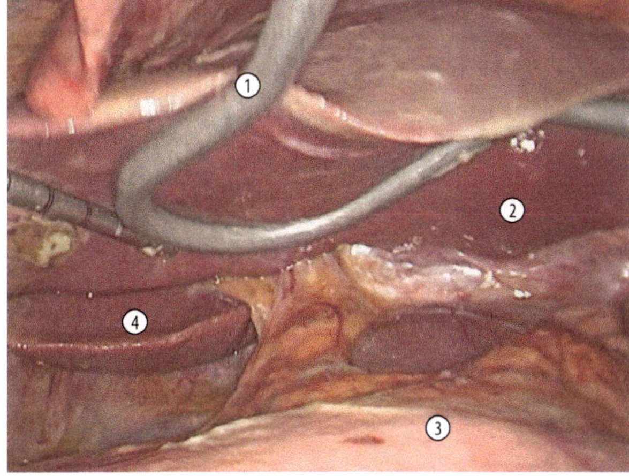

◘ **Abb. 5.38** Leber retrahieren
1 Retraktor
2 Linker Leberlappen
3 Magenvorderwand
4 Lobus caudatus

■ 2 Exploration des Magens

Der einsehbare Bereich des Magens wird inspiziert. Wenn das Ulkus nach ventral perforiert ist und ein guter Zugang vorhanden ist, kann laparoskopisch übernäht werden (◘ Abb. 5.39).

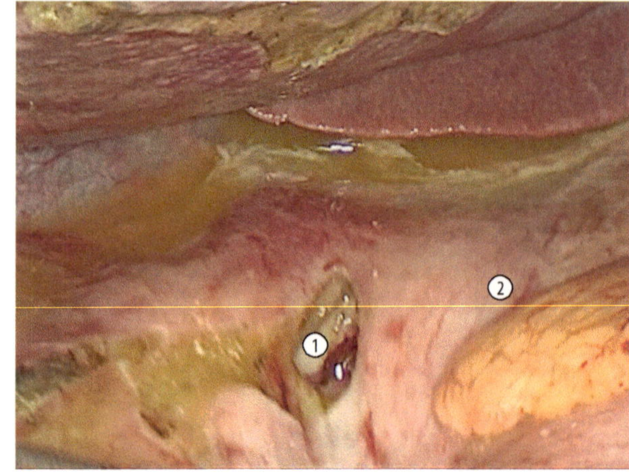

◘ **Abb. 5.39** Exploration des Magens
1 Perforation des Magens
2 Antrum

■ 3 Einzelknopfnaht

Das Ulkus wird von kranial nach kaudal übernäht. Gegebenenfalls kann zur histologischen Sicherung das Ulkus ausgeschnitten werden. Die Naht kann fortlaufend oder in Einzelknopftechnik mit intrakorporalen oder extrakorporalen Knoten erfolgen (◘ Abb. 5.40), gezeigt sind Einzelknopfnähte mit extrakorporaler Knotentechnik.

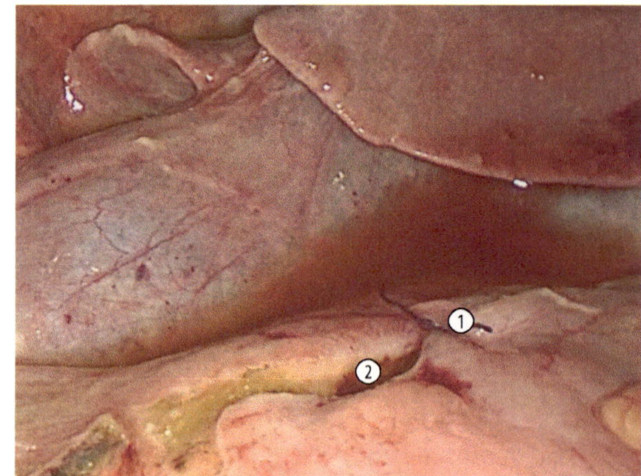

◘ **Abb. 5.40** Einzelknopfnaht
1 Einzelknopfnaht
2 Perforation

■ 4 Verschluss des Ulcus ventriculi

Das Ulkus wird verschlossen (◘ Abb. 5.41), danach kann eine Magensonde eingebracht werden um die Dichtigkeit zu überprüfen.

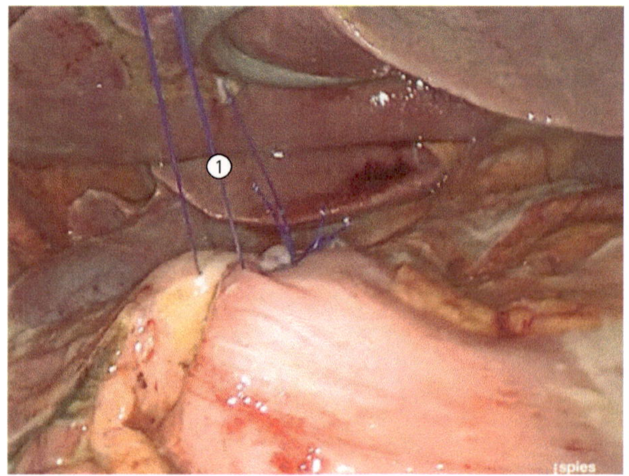

◘ **Abb. 5.41** Verschluss des Ulcus ventriculi
1 weitere Einzelknopfnähte

■ 5 Adaption eines Omentum Patches

Um das Ulkus noch weiter abzudichten, kann ein Omentum majus Patch auf die Magenvorderwand genäht werden (■ Abb. 5.42). Dies kann mit monofilen Fäden in extrakorporaler Knotentechnik durchgeführt werden.

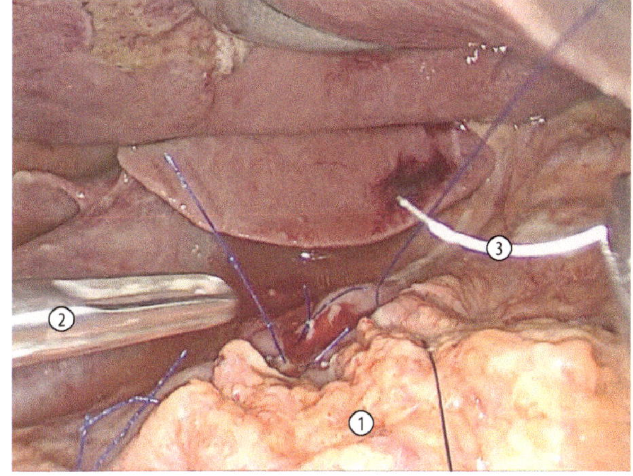

■ **Abb. 5.42** Adaption eines Omentum patches
1 Omentum-Flap
2 Pinzette
3 Nadel

■ 6 Abschlusskontrolle

Die Perforationsstelle ist komplett mit Omentum majus verdeckt (■ Abb. 5.43).

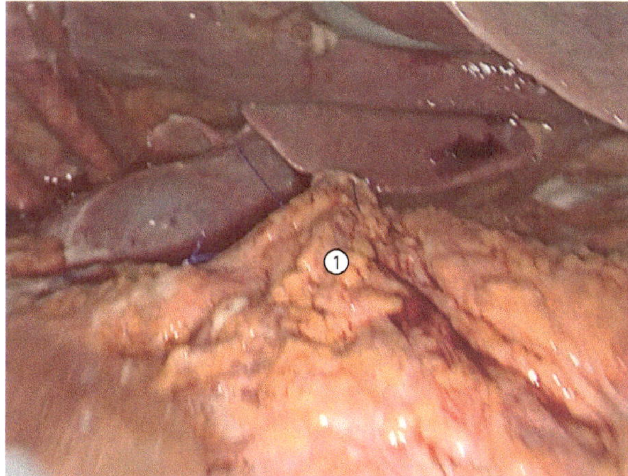

■ **Abb. 5.43** Abschlusskontrolle
1 Omentumflap

■ 7 Spül-Saug Aktion

Der Situs wird ausgiebig gespült und Sekret wird abgesaugt (■ Abb. 5.44). Eine Drainage wird eingelegt.

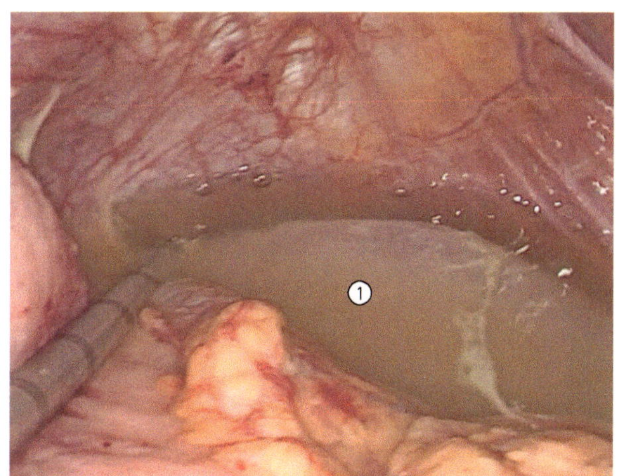

■ **Abb. 5.44** Spül-Saug-Aktion
1 trübe Flüssigkeit

Milz

J. Johannink, A. Kirschniak

A. Kirschniak, F. A. Granderath (Hrsg.), *Laparoskopie in der chirurgischen Weiterbildung*,
DOI 10.1007/978-3-662-50523-6_6, © Springer-Verlag GmbH Deutschland 2017

6.1   Anatomische Grundlagen

6.1.1   Projektion der Milz auf die Bauchdecke

Die Milz liegt intraperitoneal unmittelbar unter dem Zwerchfell im linken Oberbauch. Die Lage ist variabel und von den Atembewegungen und der Körperhaltung abhängig. Die Längsachse verläuft parallel zur 11. Rippe. Die vaskuläre Versorgung erfolgt über die Arteria lienalis die aus dem Truncus coeliacus entspringt. Die Drainage erfolgt über die Vena lienalis in die Pfortader. Die Milz ist beim Gesunden auch bei tiefer Inspiration nicht unter dem Rippenbogen tastbar. Beim Auftreten einer deutlichen Volumenzunahme (Splenomegalie) tritt die Milz unter dem Rippenbogen hervor. Eine Splenomegalie kann sowohl im Rahmen einer portalen Hypertension wie auch beim Vorliegen einer hämatologischen Erkrankung oder Infektion auftreten. ◘ Abb. 6.1 zeigt die Lage der Milz in der Exspirationsphase.

Die häufigsten Krankheitsbilder aufgrund derer eine Indikation zur Splenektomie besteht sind

- idiopathische thrombozytopenische Purpura (Morbus Werlhof),
- Morbus Hodgkin,
- Sphärozytose,
- Non-Hodgkin-Lymphome,
- chronisch myeloische Leukämie.

6.1.2   Anatomie und Peritonealverhältnisse der Milz

Topographie der Milz

Die Milz lässt sich histologisch sowohl ihrer Funktion wie auch der Anatomie folgend in zwei Einheiten unterteilen. Die weiße Pulpa der Milz ist das größte lymphatische Organ des menschlichen Körpers. Die rote Pulpa dient der Erythrozytenmauserung und besteht aus einem Netz von retikulärem Bindegewebe. Beim gesunden Erwachsenen ist die Milz etwa 11 cm lang, 7 cm breit und 4 cm dick. Mit der konvexen Facies diaphragmatica liegt sie dem Zwerchfell an. Kaudal liegt sie der im Retroperitoneum gelegene Niere und Nebenniere an (◘ Abb. 6.2). Die konkave Oberfläche, die Facies visceralis, wird von einem Teil der großen Kurvatur des Magen und der linken Kolonflexur bedeckt. Am anatomischen, fixierten Präparat können auf der Facies visceralis die jeweiligen Impressionen, die aufgrund der topographischen Beziehung entstanden sind, nachvollzogen werden (Impressio gastrica, Impressio colica). Die Kante zwischen der Facies diaphragmatica und der Facies visceralis (Margo Superior) tritt hinter dem Magen hervor.

Peritonealverhältnisse

■ Milzhilus

◘ Abb. 6.3 stellt die komplexe Situation der peritonealen Umschlagfalten des Milzhilus dar. Die Bauchfellduplikaturen sind die Bänder der Milz. Die Milzarterie verläuft in

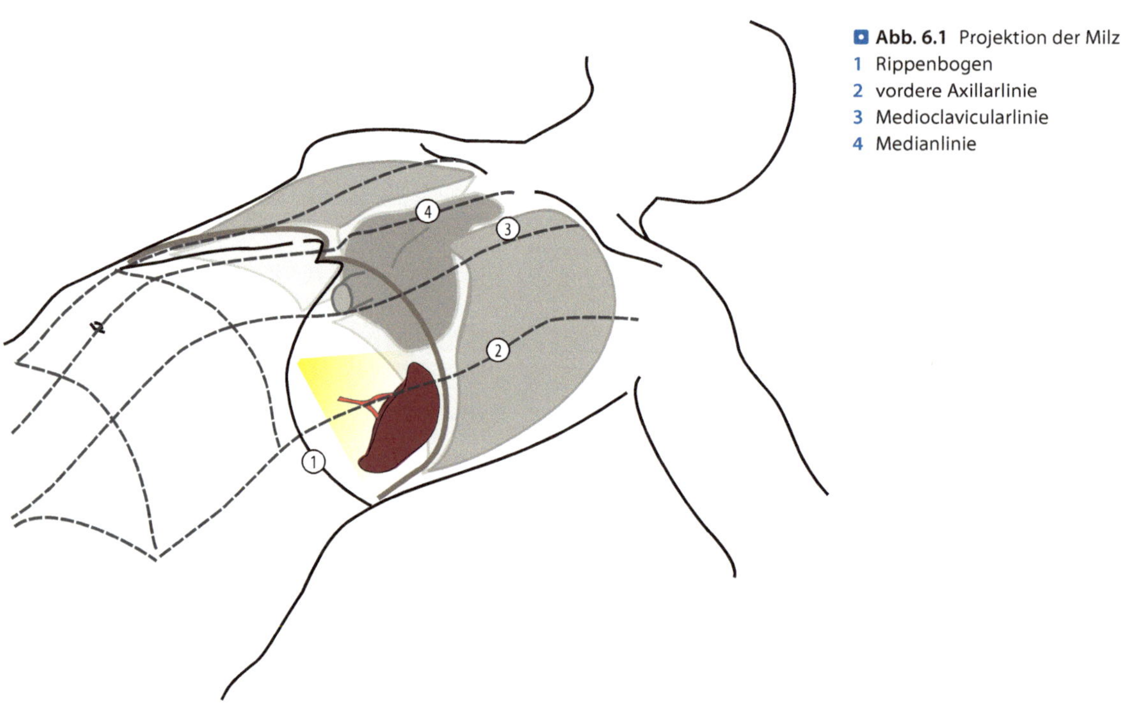

◘ **Abb. 6.1** Projektion der Milz
1 Rippenbogen
2 vordere Axillarlinie
3 Medioclavicularlinie
4 Medianlinie

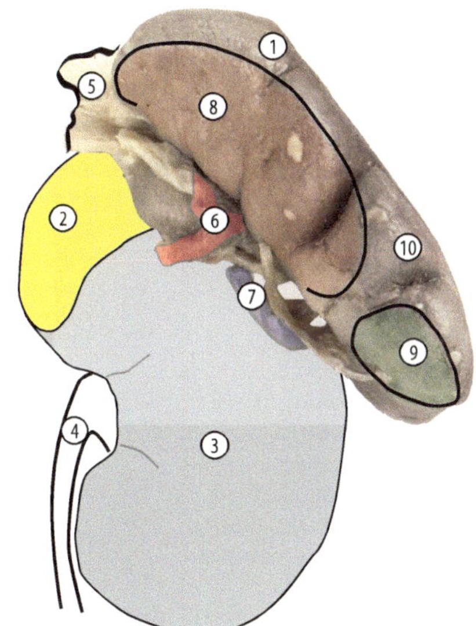

■ **Abb. 6.2** Topographie Milz und Niere
1 Milz
2 Nebenniere
3 Niere
4 Harnleiter
5 Ligamentum splenophrenicum
6 Arteria splenica
7 Vena splenica
8 Impressio gastrica
9 Impressio colica
10 Margo superior

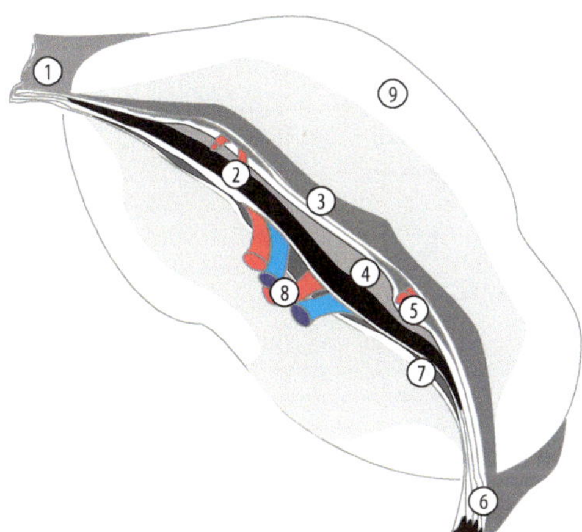

■ **Abb. 6.3** Milzhilus
1 Ligamentum splenophrenicum
2 Arteriae gastricae breves
3 Ligamentum gastrosplenicum
4 Bursa omentalis
5 Arteria gastroomentalis sinistra
6 Ligamentum splenocolicum
7 Ligamentum splenorenale
8 Vasa splenicae
9 Facies visceralis

den Milzhilus und ist im Ligamentum splenorenale eingebettet. Die Gefäße zum Magenfundus und zur großen Magenkurvatur verlaufen im Ligamentum gastrosplenicum.

Die obere und untere Verschmelzung der Ligamenta gastrosplenicum und splenorenale begrenzen den Recessus splenicus der Bursa omentalis und heißen Ligamentum splenophrenicum und Ligamentum splenocolicum.

■ **Schematischer Horizontalschnitt durch den Milzhilus**

Die Milz entwickelt sich intraperitoneal im Mesogastrium dorsale. Bei der Magendrehung wird die Milz in den linken Oberbauch verlagert (■ Abb. 6.4). Aus der Aussackung des dorsalen Mesogastriums nach links entsteht hinter dem Magen die Bursa omentalis. Vom Abgang der Arteria splenica aus dem Truncus coeliacus bis zum Milzhilus verschmilzt das dorsale Mesogastrium mit der hinteren Leibeswand. Nach kaudal bildet das an der großen Kurvatur

des Magens angeheftete dorsale Mesogastrium eine Aussackung über dem Colon transversum, deren Blätter zum Omentum majus verschmelzen. Folgende Bänder gehen aus dem dorsalen Mesogastrium hervor:

- eine Peritonealduplikatur am oberen Milzpol, die vom Chirurgen als Ligamentum splenophrenicum bezeichnet wird und in der anatomischen Nomenklatur nicht klassifiziert ist,
- das Ligamentum splenorenale, das von der ventralen Oberfläche der Niere kommt und in welcher die Arteria und Vena splenica verlaufen,
- das Ligamentum gastrosplenicum, welches breitflächig von der großen Kurvatur des Magens zum Milzhilus verläuft und die Arteriae gastricae breves und die Arteria gastroomentalis sinistra enthalten kann,
- das Ligamentum splenocolicum, welches zwischen unterem Milzpol und rechter Kolonflexur verläuft und zum Ligamentum gastrocolicum gezählt werden kann.

■ Frontalansicht

■ Abb. 6.5 zeigt die topographischen Beziehungen der Milz zu deren Nachbarorganen. Das Ligamentum gastrosplenicum ist eröffnet und man blickt auf die Rückwand des Recessus splenicus der Bursa omentalis, hinter der die großen Gefäße (Vasa splenica) und die Bauchspeicheldrüse liegen (hier nicht eingezeichnet). Die Verschmelzung dieser Rückwand mit den Ligamentum gastrosplenicum nach kranial und kaudal bildet somit die anatomische Grenze der Bursa omentalis. Kranial verläuft das Ligamentum splenophrenicum zur linken Zwerchfellkuppel und kaudal als Anteil der peritonealen Verbindungen zwischen Magen und Kolon das Ligamentum splenocolicum.

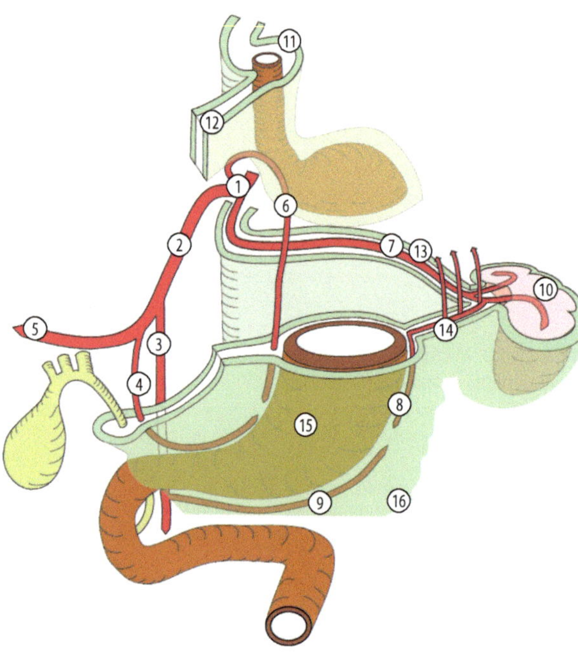

■ **Abb. 6.4** Schematischer Horizontalschnitt durch die Oberbauchregion

  1 Truncus coeliacus
  2 Arteria hepatica communis
  3 Arteria gastroduodenalis
  4 Arteria gastrica dextra
  5 Arteria hepatica propria
  6 Arteria gastrica sinistra
  7 Arteria splenica
  8 Arteria gastroomentalis sinistra
  9 Arteria gastroomentalis dextra
10 Milz
11 Mesogastrium dorsale
12 Mesogastrium ventrale
13 dorsaler Abschnitt
14 ventraler Abschnitt
15 Magen
16 Omentum majus

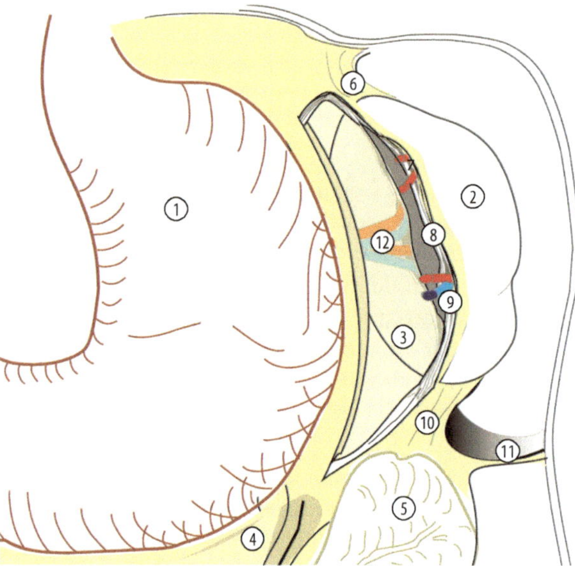

■ **Abb. 6.5** Frontalansicht
  1 Magen
  2 Milz
  3 Bursa omentalis
  4 Omentum majus
  5 Flexura coli sinistra
  6 Ligamentum splenophrenicum
  7 Arteriae gastricae breves
  8 eröffnetes Ligamentum gastrosplenicum
  9 Arteria et Vena gastroomentalis sinistra
10 Ligamentum splenocolicum
11 Ligamentum phrenicocolicum sinistra
12 Vasa splenica

6.2 Vor der Operation

Bei der Indikationsstellung für eine elektive Splenektomie ist zu beachten, dass, sofern hierfür noch ein Zeitraum von zwei Wochen zur Verfügung steht, zur Prävention eines OPSI-Syndroms (overwhelming post-splenectomy infection) die erforderlichen Impfungen durchgeführt werden.

Für die Durchführung der laparoskopischen Splenektomie wird der Patient in Fuß-tief- und Rechtshalbseitenlage (ca. 45–60°) mit überstrecktem Lendenbereich gelagert (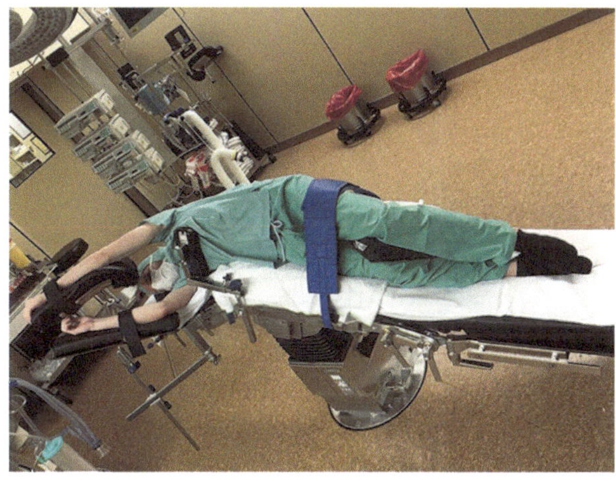 Abb. 6.6). Der linke Arm wird über dem Patienten hängend gelagert. Die Lagerung ist wichtig, um die Milz sowohl über die Verlagerung nach kaudal und rechts besser zu exponieren als auch Zug auf den Halteapparat der Milz zu erzeugen. Der Operateur steht auf der rechten und der kameraführende Assistent auf der linken Patientenseite.

Zur Durchführung der laparoskopischen Splenektomie kann neben dem laparoskopischen Standardequipment mit monopolaren oder bipolaren Koagulationsinstrumenten ggf. ein energiebasiertes Dissektions- und Versiegelungsgerät verwendet werden. Zudem ist ein großer Bergebeutel erforderlich. Für das Absetzen der Hilusgefäße ist die Anwendung von Clips oder eines Klammernahtgerätes mit Gefäßmagazin möglich.

Abb. 6.6 Lagerung

Spezifische laparoskopische Instrumente für die laparoskopische Splenektomie
- Saug-Spül-Einheit
- Fasszange
- Pinzette
- Clipapplikator
- Bergebeutel
- Gegebenenfalls energiebasiertes Dissektions- und Versiegelungsgerät
- Gegebenenfalls Klammernahtgerät

6.3   Laparoskopische Splenektomie

Knotenpunkte der laparoskopischen Splenektomie

1. Einbringen der Trokare
2. Exponieren der Milz und Lösen von Verwachsungen
3. Durchtrennung des Ligamentum colophrenicum
4. Durchtrennung des Ligamentum splenocolicum
5. Präparation des Ligamentum gastrosplenicum
6. Anheben der Milz
7. Präparation des dorsalen Peritoneums
8. Durchtrennung des Ligamentum splenophrenicum
9. Absetzen des Milzhilus (hier mit Klammernahtgerät)
10. Bergen der Milz mit Bergebeutel
11. Hämostase und Kontrolle auf Bluttrockenheit
12. Entfernung der Trokare und Wundverschluss

■ 1 Einbringen der Trokare

Der Rippenbogen und die Spina iliaca anterior superior werden markiert. Entlang des Rippenbogenrandes zirka 3 cm unterhalb der Rippe werden drei 11-mm-Trokare (oder 12 mm für die Verwendung eines Klammernahtgerätes) eingebracht (◘ Abb. 6.7).

— Trokar 1: Halteinstrument z. B. laparoskopische Pinzette
— Trokar 2: Präparationsinstrument z. B. laparoskopische Schere
— Trokar 3: Kamera

❗ Zu geringer Abstand der Trokare zu den knöchernen Strukturen behindert die Präparation. Der erste Trokar sollte an Position 1 gesetzt werden um Trokar 3 unter Sicht einbringen zu können, hiermit wird das Risiko einer Verletzung des Colon descendens verringert.

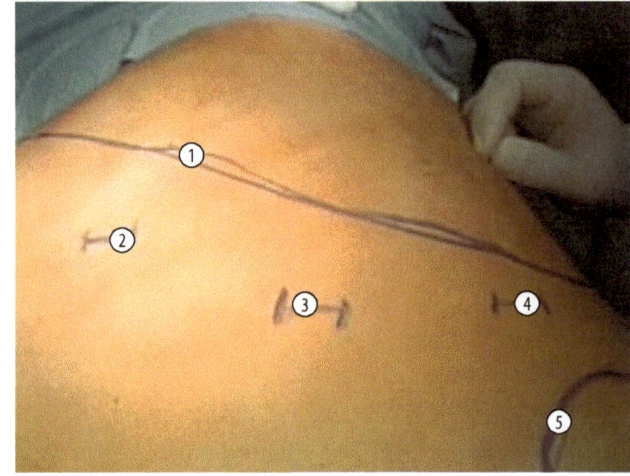

◘ **Abb. 6.7** Trokarpositionen
1 Rippenbogenrand
2 Trokar 1 (Halteinstrument)
3 Trokar 2 (Präparationsinstrument)
4 Trokar 3 (Kamera)
5 Spina iliaca anterior superior

■ 2 Exponieren der Milz und Lösen von Verwachsungen

Milz und Retraktion von Darm sowie Omentum werden, soweit erforderlich, dargestellt; falls vorhanden, werden Adhäsionen scharf disseziert.

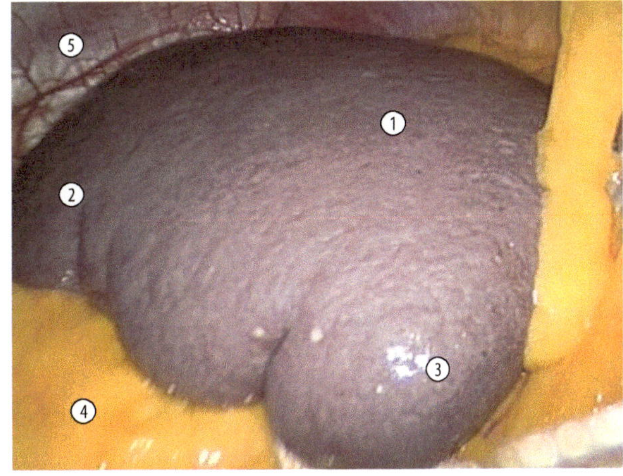

■ **Abb. 6.8** Übersicht
1 Milz: Facies visceralis
2 oberer Milzpol
3 unterer Milzpol
4 Ligamentum gastrosplenicum
5 Zwerchfell

■ 3 Durchtrennung des Ligamentum colophrenicum

Das Ligamentum colophrenicum (■ Abb. 6.9) wird durchtrennt, um den kaudalen Milzpol zu exponieren.

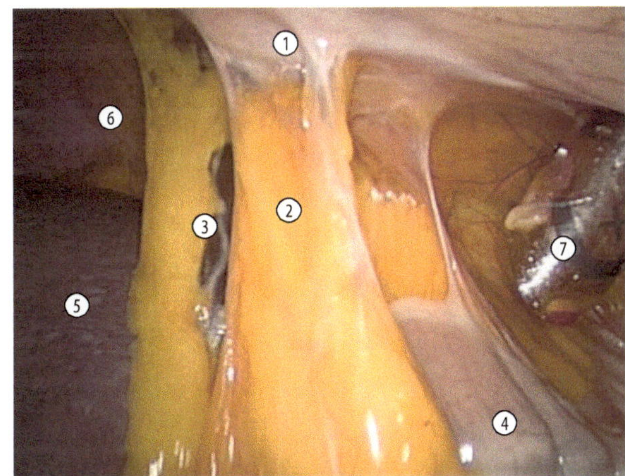

■ **Abb. 6.9** Ligamentum colophrenicum
1 Peritoneum
2 Ligamentum colophrenicum
3 Omentum majus
4 linke Kolonflexur
5 Milz
6 Zwerchfell
7 Trokar 3

■ 4 Durchtrennung des Ligamentum splenocolicum

Bei der Durchtrennung des Ligamentum splenocolicum (■ Abb. 6.10) muss auf die häufig vorhandene untere Polarterie geachtet werden.

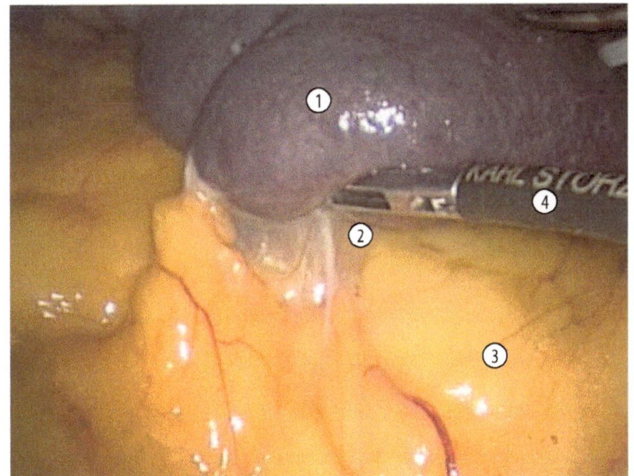

■ **Abb. 6.10** Ligamentum splenocolicum
1 Milzunterpol
2 Ligamentum splenocolicum
3 Omentum majus
4 laparoskopische Pinzette

■ 5 Präparation des Ligamentum gastrosplenicum

Das Ligamentum gastrosplenicum (■ Abb. 6.11) wird unter
Beachtung der gastricae breves, welche mit Clips versorgt
werden, durchtrennt.

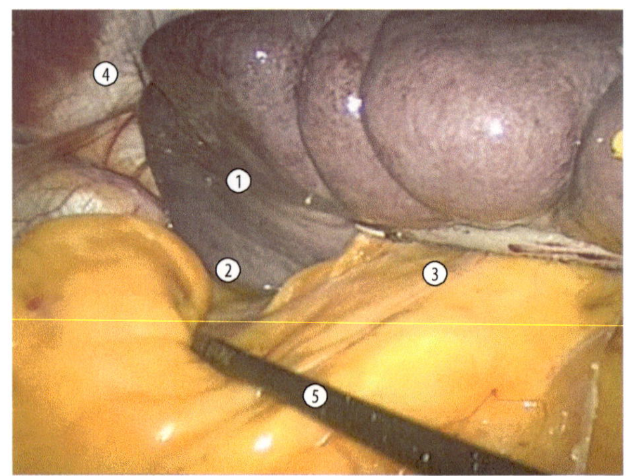

■ **Abb. 6.11** Ligamentum gastrosplenicum
1 Impressio gastrica der Milz
2 Milzoberpol
3 Ligamentum gastrosplenicum
4 Zwerchfell
5 laparoskopische Pinzette

■ 6 Anheben der Milz

Die Milz wird vorsichtig mit einem stumpfen Instrument
angehoben (■ Abb. 6.12).

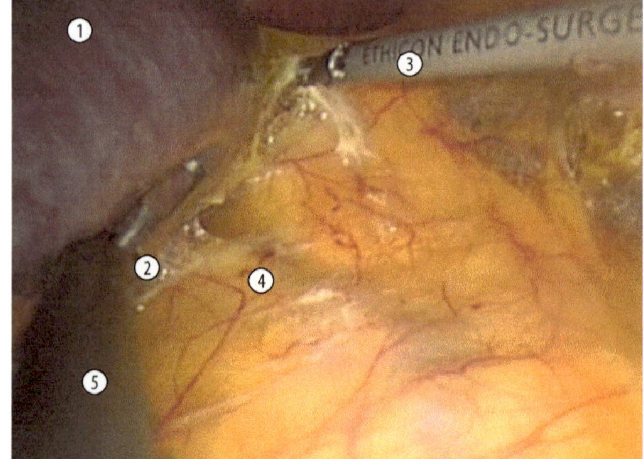

■ **Abb. 6.12** Blick unter die Milz
1 Milz Facies visceralis
2 Milzhilus
3 energiebasiertes Dissektionsgerät
4 Lig splenorenale
5 laparoskopische Pinzette

■ 7 Präparation des dorsalen Peritoneums

Das dorsale Peritoneum (■ Abb. 6.13) wird von kaudal
nach kranial präpariertunter Kippung der Milz nach zentral (»Hanging-Spleen-Manöver«).

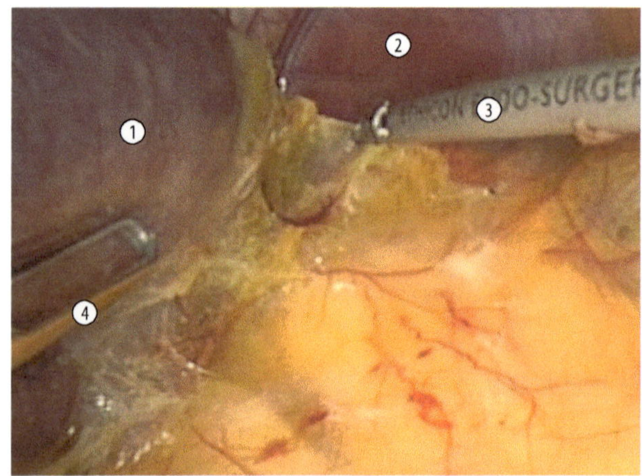

■ **Abb. 6.13** Peritoneum
1 Milz
2 Zwerchfell
3 Energiebasiertes Dissektionsgerät
4 laparoskopische Pinzette

■ **8 Durchtrennung des Ligamentum splenophrenicum**

Mit dem Ligamentum Splenophrenicum (■ Abb. 6.14) wird die kraniale Aufhängung gelöst.

■ **Abb. 6.14** Ligamentum splenophrenicum
1 Milz
2 Ligamentum splenophrenicum
3 Zwerchfell
4 Peritoneum
5 Energiebasiertes Dissektionsgerät

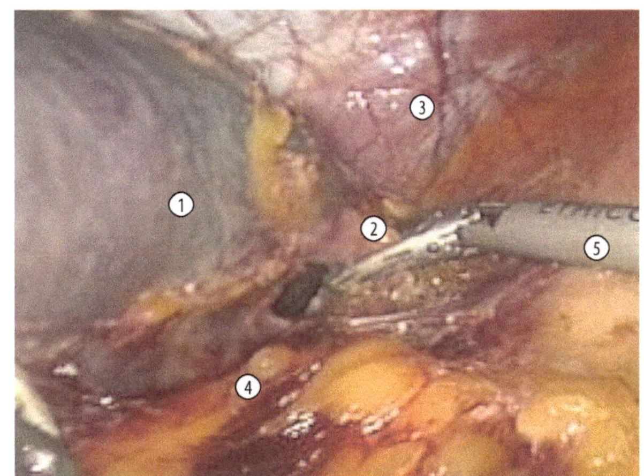

■ **9 Absetzen des Milzhilus (hier mit Klammernahtgerät)**

Die Hilusgefäße werden dargestellt (■ Abb. 6.15); dabei ist eine selektive Versorgung unter Verwendung von Clips ebenso möglich wie das Absetzen mit einem laparoskopischen Klammernahtgerät (Gefäß-Magazin).

■ **Abb. 6.15** Milzhilus
1 Milz
2 Milzhilus
3 Zwerchfell
4 Peritoneum
5 laparoskopische Pinzette
6 laparoskopisches Klammernahtgerät

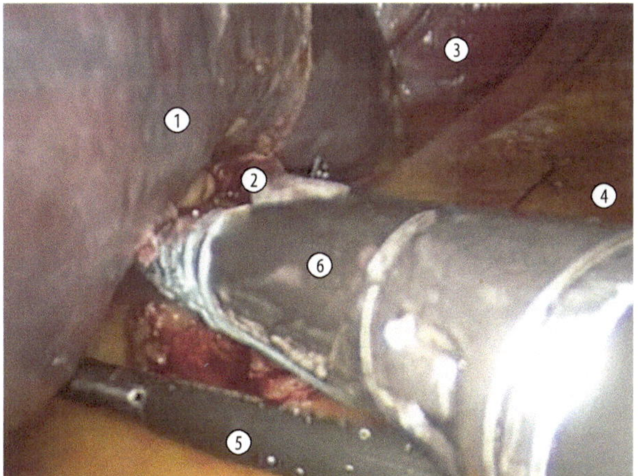

■ **10 Bergen der Milz mit Bergebeutel**

Die Milz wird in Gänze in einen Bergebeutel verbracht und mit diesem über eine erweiterte Trokarinzision entfernt (■ Abb. 6.16).

■ **Abb. 6.16** Bergen der Milz
1 Milz
2 Zwerchfell
3 Bergebeutel

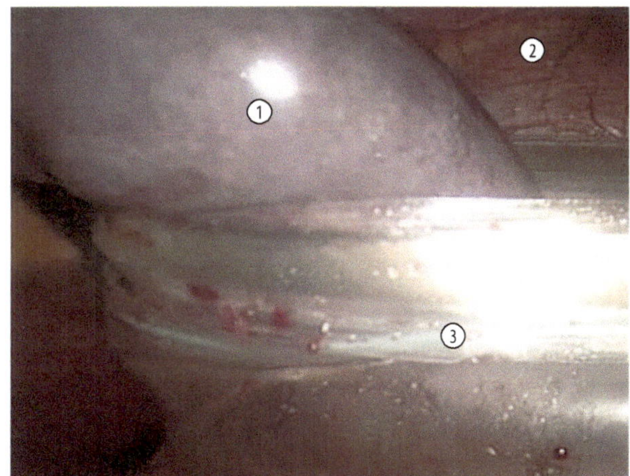

■ 11 Hämostase und Kontrolle auf Bluttrockenheit

Danach erfolgt eine sorgfältige Revision auf Bluttrockenheit und die Entfernung von residualem Blut (■ Abb. 6.17).

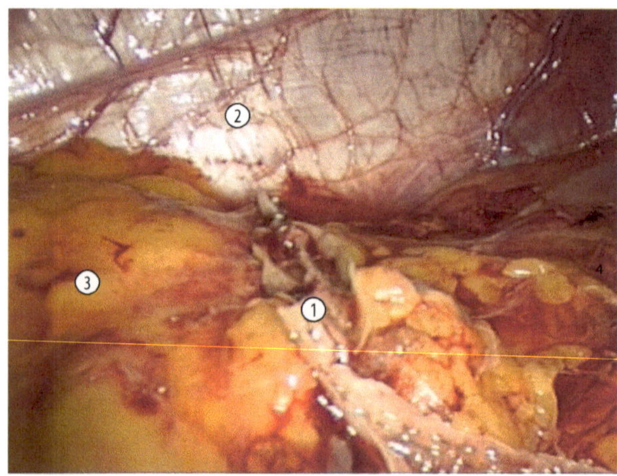

■ **Abb. 6.17** Hämostase
1 Klammernahtreihe
2 Zwerchfell
3 Omentum majus
4 Peritoneum

■ 12 Entfernung der Trokare und Wundverschluss

Die Trokare werden unter Sicht entfernt (■ Abb. 6.18), und eventuelle Blutungsquellen in den Stichkanälen werden versorgt. Über den letzten Trokar kann das restliche CO_2 durch ein Recruitment-Manöver der Anästhesie abgelassen werden.

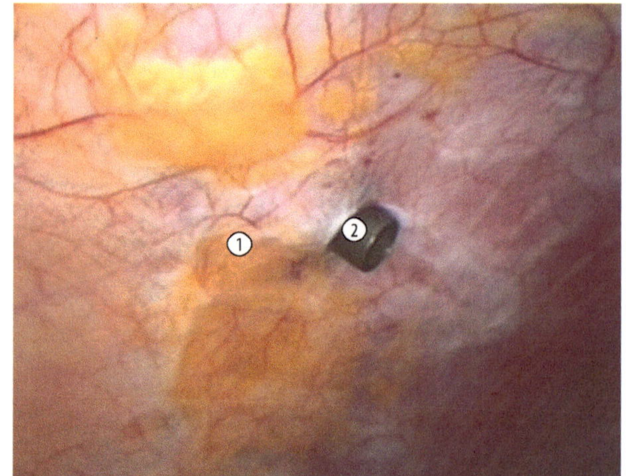

■ **Abb. 6.18** Trokare entfernen
1 Bauchdecke
2 Trokarhülse

Appendix vermiformis

M. Braun, A. Kirschniak

A. Kirschniak, F. A. Granderath (Hrsg.), *Laparoskopie in der chirurgischen Weiterbildung*,
DOI 10.1007/978-3-662-50523-6_7, © Springer-Verlag GmbH Deutschland 2017

7.1   Anatomische Grundlagen

7.1.1   Projektion der Appendix vermiformis auf die Bauchdecke

In der Regel projiziert sich die Appendixbasis auf den McBurney-Punkt also zwischen Bauchnabel und der rechten Spina iliaca anterior superior. Bei absteigenden Verläufen projiziert sich die Appendixspitze auf den Lanz-Punkt, der sich im rechten Drittel zwischen den beiden Spinae iliacae anteriores superiores befindet. Es gilt zu beachten, dass sich bei Insufflation des Abdomens die Projektionen verschieben! ◘ Abb. 7.1 zeigt eine schematische Darstellung der Bauchdecke mit wesentlichen Orientierungslinien und den oben genannten klinischen Punkten.

7.1.2   Blutversorgung rechtes Hemikolon und Appendix vermiformis

Die Arteria mesenterica superior versorgt das Kolon bis zur linken Flexur. Zäkum und Appendix werden durch die Arteria ileocolica (ein Ast der Arteria mesenterica superior) versorgt. Die Arteria ileocolica bildet häufig eine Arkade mit der Arteria colica dextra, aus der dann mit hoher Ursprungsvariabilität die Arteria appendicularis entsteht. Grundsätzlich gilt jedoch, dass Sie immer im äußeren Rand der Mesoappendix Richtung Appendixspitze zieht, von der mehrere Seitenäste in Richtung Appendix ziehen (◘ Abb. 7.2).

7.1.3   Topographie der Appendix vermiformis

Die Appendix vermiformis liegt intraperitoneal oder retroperitoneal im rechten Unterbauch. Sie ist wurmartig geformt (daher der Name vermiformis) und variiert in ihrer Länge stark von unter 5 cm bis über 15 cm. In etwa ⅔ der Fälle verläuft sie retrozäkal aufsteigend und in ⅓ der Fälle absteigend. Seltenere Verläufe wären beispielsweise präzäkal. Unter dem Zäkalpol und der Appendix vermiformis verläuft die Iliakalachse, und diese wird vom Ureter überkreuzt. Deshalb muss vor allem bei retroperitoneal liegendem Appendix beim Präparieren aufgepasst werden (◘ Abb. 7.3).

7.1.4   Funktion und Histologie der Appendix vermiformis

Die Vorstellung, die Appendix vermiformis stelle ein redundantes Anhängsel des Darmes dar, ist nicht mehr aktuell. Inzwischen ist bekannt, dass die Appendix vermiformis ein Bestandteil des GALT (gut associated lymphoid tissue) also des darmassoziierten Immunsystems ist. Das zahlreiche Vorkommen von Lymphfollikeln in der Schleimhaut bestätigt dies (◘ Abb. 7.4). Nach neuesten Erkenntnissen fungiert die Appendix vermiformis als Refugium für Darmbakterien der natürlichen Flora, um nach einer bakteriellen Infektion des Kolons eine rasche Rekolonisierung mit »gesunden« Darmbakterien zu ermöglichen.

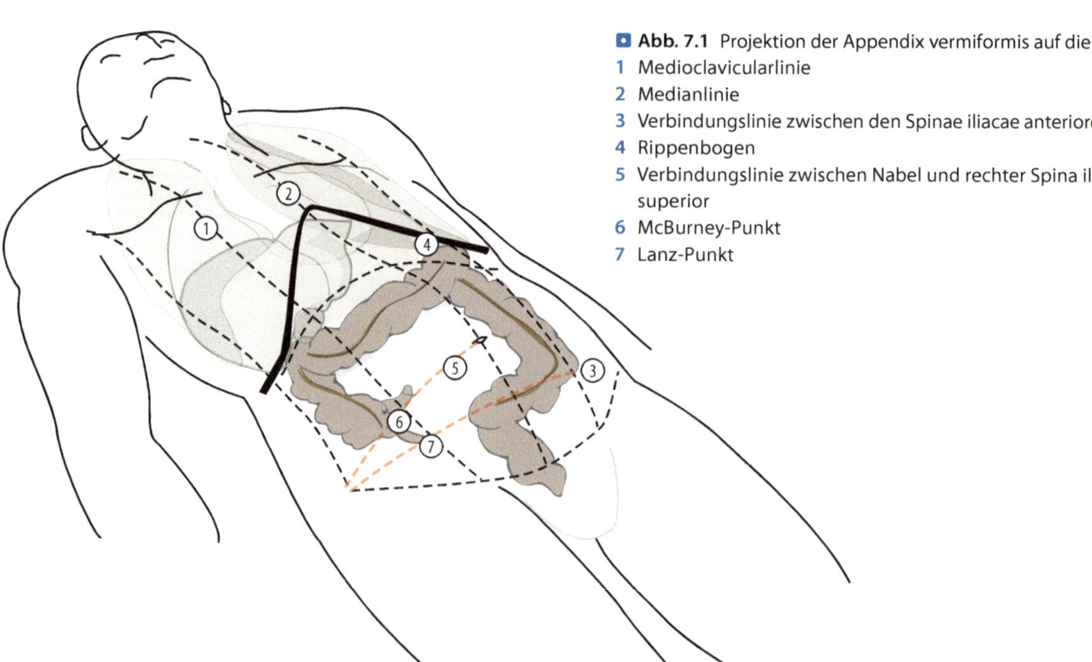

◘ **Abb. 7.1** Projektion der Appendix vermiformis auf die Bauchdecke
1 Medioclavicularlinie
2 Medianlinie
3 Verbindungslinie zwischen den Spinae iliacae anteriores superiores
4 Rippenbogen
5 Verbindungslinie zwischen Nabel und rechter Spina iliaca anterior superior
6 McBurney-Punkt
7 Lanz-Punkt

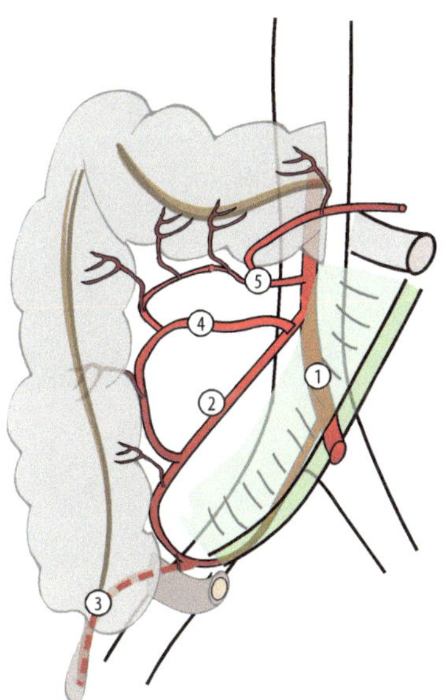

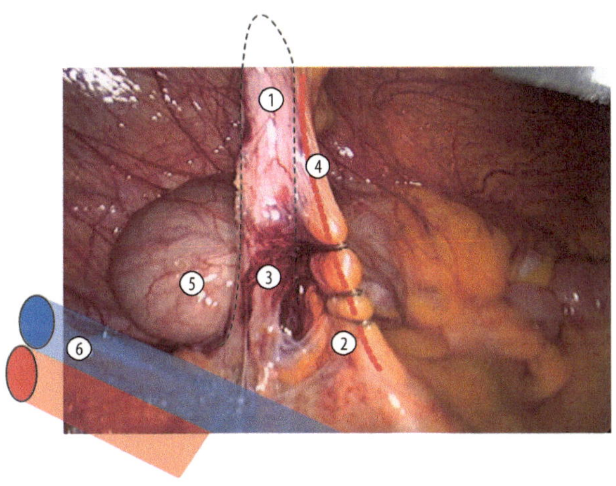

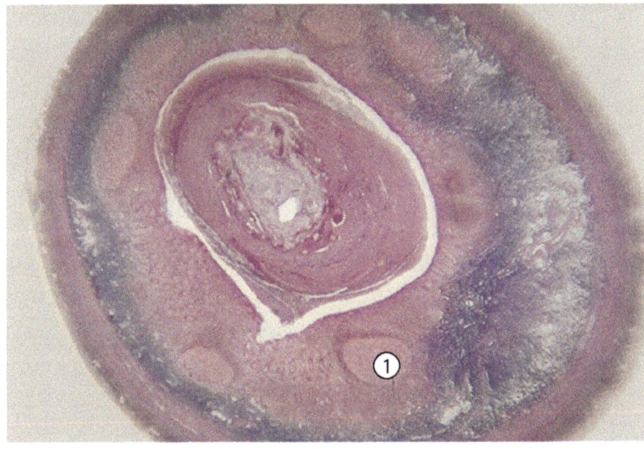

Abb. 7.2 Blutversorung des rechten Hemikolons
1 Arteria mesenterica superior
2 Arteria ileocolica
3 Arteria appendicularis
4 Arteria colica dextra
5 Arteria colica media

Abb. 7.3 Topographie der Appendix vermiformis
1 Appendix vermiformis
2 Mesoappendix
3 Appendixbasis
4 Arteria appendicularis
5 Zäkalpol
6 Vasa iliaca/Iliakalachse

Abb. 7.4 Histologie der Appendix vermiformis
1 Lymphfollikel in der Lamina propria mucosae

7.1.5 Besondere Situation: Meckel-Divertikel

Eine besondere Differenzialdiagnose der Appendizitis ist das Vorliegen eines Meckel-Divertikels. Pathologien eines symptomatischen Meckel-Divertikels können in ihrer klinischen Ausprägung einer Appendizitis derart ähneln, dass eine solche erst intraoperativ erkannt wird. Mögliche Komplikationen eines Meckel-Divertikels sind Blutungen, Ulzerationen, Divertikulitis oder intestinale Obstruktionen. Häufig werden aber auch asymptomatische Meckel-Divertikel inzidentell bei laparoskopischen Eingriffen detektiert. Die operative Versorgung eines Meckel-Divertikels wird in ▶ Abschn. 7.4 erläutert.

7.2   Vor der Operation

Zur Durchführung der laparoskopischen Appendektomie wird der Patient in Rückenlage, ca. 10–30° Kopf tief und 10–30° Linksseitenlage gelagert (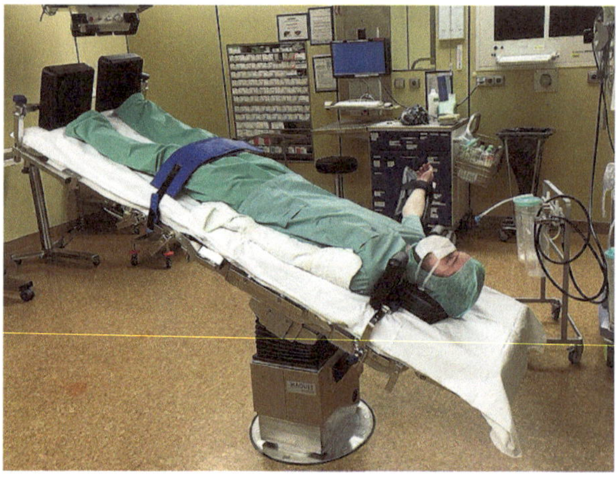 Abb. 7.5). Sowohl der Operateur als auch der Assistent stehen auf der linken Seite des Patienten.

Für die laparoskopische Appendektomie sind neben dem laparoskopischen Standardequipment nur wenige Instrumente nötig.

> **Spezifische laparoskopische Instrumente für die laparoskopische Appendektomie**
> - Saug-Spül-Einheit
> - Monopolare Schere (alternativ bipolare Koagulation)
> - Pinzette/atraumatische Fasszange
> - Clipapplikator (für Arteria appendicularis, ggf. Appendixstumpf)
> - Bergebeutel
> - Röder-Schlinge
> - Gegebenenfalls Klammernahtgerät

Abb. 7.5 Lagerung

Zur Präparation benutzt der Operateur eine laparoskopische Pinzette und einen Overholt-Dissektor oder eine Schere mit monopolarem HF-Strom. Die Appendix vermiformis wird mittels Bergebeutel aus dem Situs entfernt, um die Hautinzision so klein wie möglich zu halten und eine Kontamination der Bauchdecke mit dem infizierten Wurmfortsatz zu vermeiden.

Vor der Appendektomie ist regelhaft eine präoperative Antibiotikaprophylaxe notwendig. Aktuelle Empfehlungen sehen bei nicht-perforierter Appendizitis ein Single-shot Schema vor, bei perforierten Befunden ist diese für 3–5 Tage fortzuführen. Häufige Erreger sind Anaerobier (z. B.: Bacteroides spp., Clostridien spp. etc.), gramnegative Keime (z. B. E. coli, Klebsiella spp.) oder Mischformen. Die Wahl der Antibiose sollte beide Gruppen abdecken. Beispielsweise eine Kombination aus Metronidazol und Ciprofloxacin. Etwaige Unverträglichkeiten, Allergien, Hausstandards oder Umstände (z. B. Schwangerschaft) sollten berücksichtig werden.

Der Verzicht auf adäquate Schmerztherapie aus Furcht vor Verschleierung der Diagnostik gilt als überholt. Je nach Schmerzintensität sollte gemäß dem WHO-Stufenschema ausreichend analgesiert werden. Häufig kommen hier Kombinationen von mittelstarken Opiaten (z. B. Piritramid) und Nicht-Opiaten (z. B. Metamizol) zum Einsatz. Bei bestehender Übelkeit sollten Antiemetika gegeben werden (z. B. Ondansetron).

Da die Operation in der Regel innerhalb von 24 h nach Diagnosestellung durchgeführt wird, ist das Nüchterngebot nicht immer einzuhalten. Dies sollte dem Anästhesisten mitgeteilt werden, um das Aspirationsrisiko so gering wie möglich zu halten.

7.3   Laparoskopische Appendektomie

Knotenpunkte der laparoskopischen Appendektomie

1. Platzierung der Trokare
2. Exploration der Bauchhöhle und der Appendix vermiformis
3. Einsicht rechtsseitige innere weibliche Geschlechtsorgane
4. Einsicht linksseitige innere weibliche Geschlechtsorgane
5. Identifikation des rechten Ureters
6. Meckel-Manöver
7. Mobilisation vom Zäkum und Präparation der Mesoappendix
8. Clippen der Arteria appendicularis
9. Präparation der Appendixbasis
10. Absetzen des Appendix
11. Bergung der Appendix
12. Blutstillung und Kontrolle
13. Herausnehmen der Trokare unter Sicht und Wundverschluss

■ 1 Platzierung der Trokare

Das Einbringen des Kameratrokars erfolgt mittels Mini-Laparotomie, Veres-Nadel oder Sicherheitstrokar. Die Insufflation des Peritoneums wird fortgeführt, bis ein Druck von 12–15 mmHg erreicht ist. Nun erfolgt unter Sicht das Platzieren der Arbeitstrokare (◘ Abb. 7.6).

> **❯ Bei der Platzierung der Trokare muss auf die Blase (Blasenkatheter!!) sowie die epigastrischen Gefäße geachtet werden.**

- **Kameratrokar**: Nabel
- **Arbeitstrokar (5 mm)**: linker Unterbauch, zwischen den beiden anderen Trokaren.
- Präparationsinstrument: z. B.: Overholt-Dissektor, Schere
- **Arbeitstrokar (12 mm)**: 2 Querfinger über dem Os pubis.
- Halteinstrument: z. B.: Pinzette, Fasszange

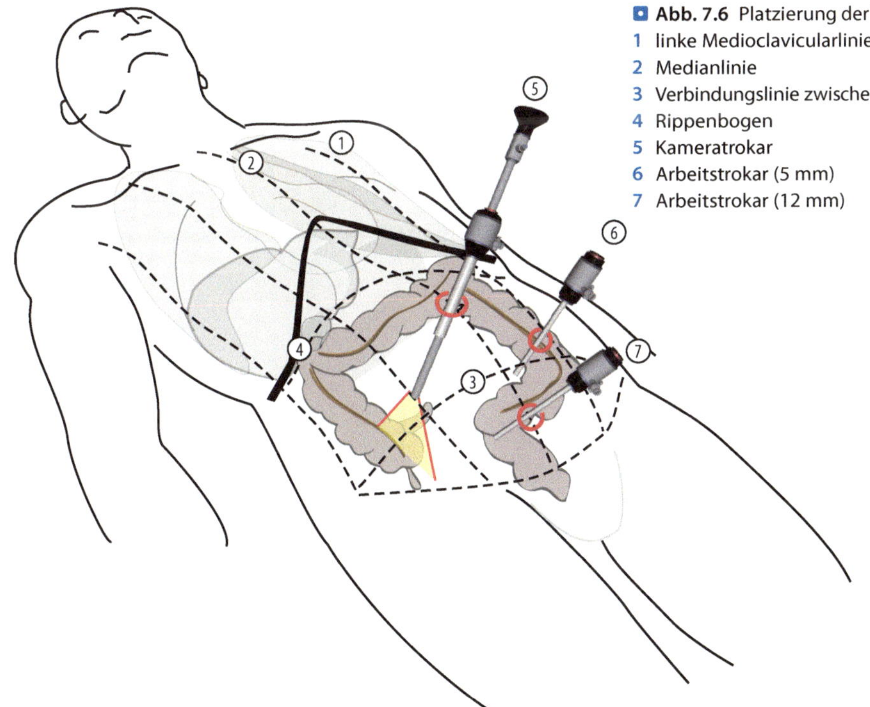

◘ **Abb. 7.6** Platzierung der Trokare
1 linke Medioclavicularlinie
2 Medianlinie
3 Verbindungslinie zwischen den Spinae iliacae anteriores superiores
4 Rippenbogen
5 Kameratrokar
6 Arbeitstrokar (5 mm)
7 Arbeitstrokar (12 mm)

■ 2 Exploration der Bauchhöhle und der Appendix vermiformis

Bei der Exploration der Bauchhöhle wird der Appendix behutsam aus dem entzündeten Areal herausgehoben (■ Abb. 7.7).

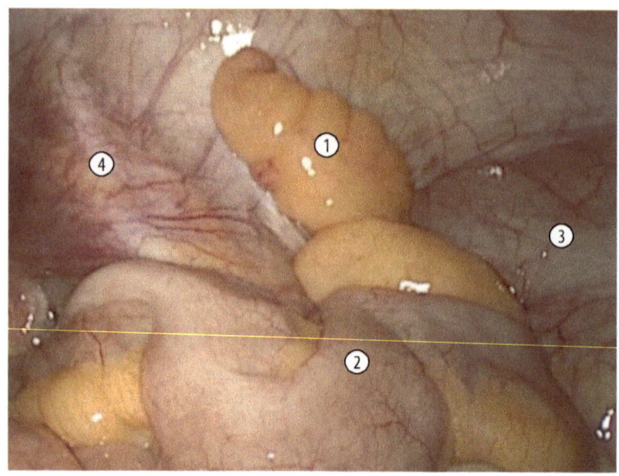

■ **Abb. 7.7** Exploration der Appendix vermiformis
1 Appendix vermiformis mit Mesoappendix
2 terminales Ileum
3 Zäkalpol
4 Iliakalachse

■ 3 Einsicht rechtsseitige innere weibliche Geschlechtsorgane

Es folgt die Exploration des Beckens, bei Frauen insbesondere der Ovarien. Es werden das Ovar und die Tube auf der rechten Seite eingesehen (■ Abb. 7.8).

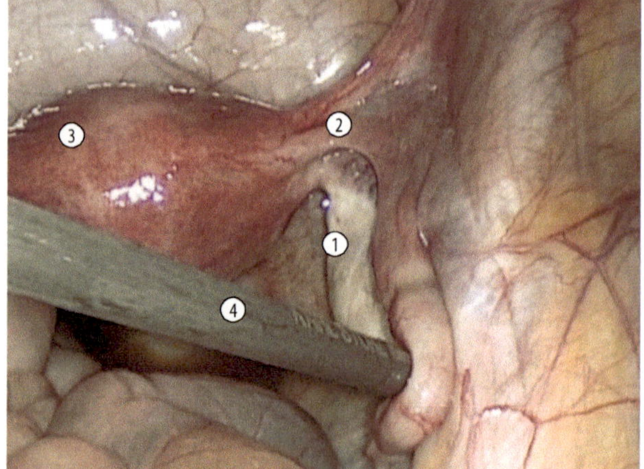

■ **Abb. 7.8** Ovar rechts und Becken
1 rechtes Ovar
2 rechte Tuba uterina
3 Fundus uteri
4 Pinzette aus suprapubischem Trokar

■ 4 Einsicht linksseitige innere weibliche Geschlechtsorgane

Es werden das Ovar und die Tube auf der linken Seite eingesehen (■ Abb. 7.9), ggf. muss das Colon sigmoideum weggehalten werden.

> ❯ Bei Frauen ist etwas Flüssigkeit im Douglas-Raum nicht zwingend pathologisch.

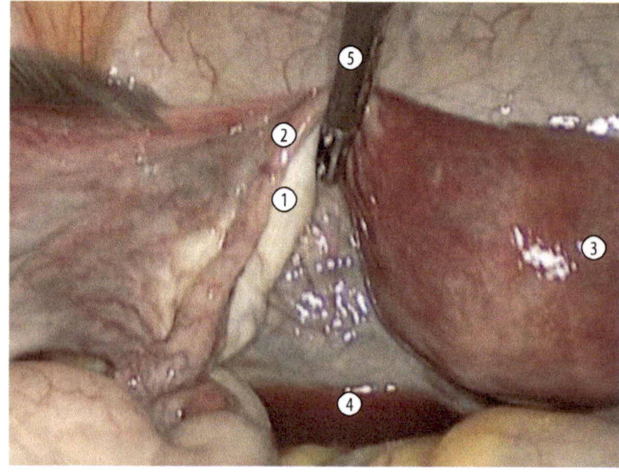

■ **Abb. 7.9** Ovar links und Becken
1 linkes Ovar
2 linke Tuba uterina
3 Fundus uteri
4 seröse Flüssigkeit im Douglas-Raum
5 Pinzette aus suprapubischem Trokar

▪ 5 Identifikation des rechten Ureters

Bei retrozäkaler Lage des Blinddarms und starker Entzündung kann der Ureter in den Entzündungsherd mit einziehen und sollte vorher identifiziert werden (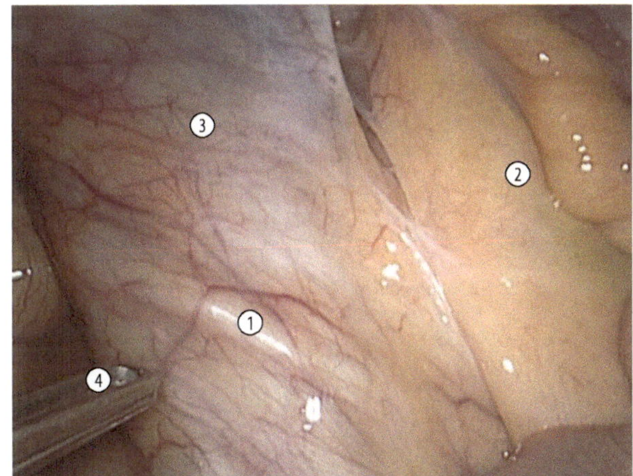 Abb. 7.10).

> **Bei retrozäkaler Lage die Nähe zum Ureter prüfen!**

▫ Abb. 7.10 Visualisation rechter Ureter
1 Ureter
2 Mesocaecum
3 Iliakalachse
4 Pinzette aus suprapubischem Trokar

▪ 6 Meckel-Manöver

Der Dünndarm wird beim Meckel-Manöver vorsichtig vor der Optik entlang gezogen (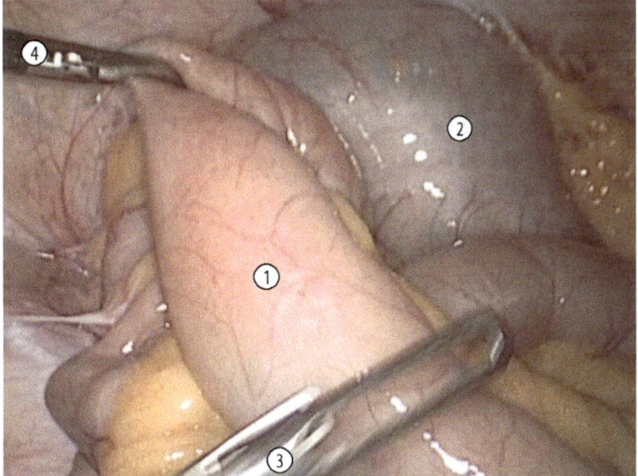 Abb. 7.11).

▫ Abb. 7.11 Meckel-Manöver
1 Dünndarmschlinge
2 Zäkum
3 Pinzette aus dem Trokar im linken Unterbauch
4 Overholt-Dissektor aus suprapubischem Trokar

▪ 7 Mobilisation vom Zäkum und Präparation der Mesoappendix

Wenn nötig, werden die lateralen Adhäsionen zur Mobilisation des Zäkums abgelöst (◻ Abb. 7.12).

◻ **Abb. 7.12** Mobilisation Zäkum
1 Zäkum
2 laterale Adhäsion des Zäkums
3 Iliakalachse
4 Schere aus suprapubischem Trokar
5 Pinzette aus Trokar im linken Unterbauch

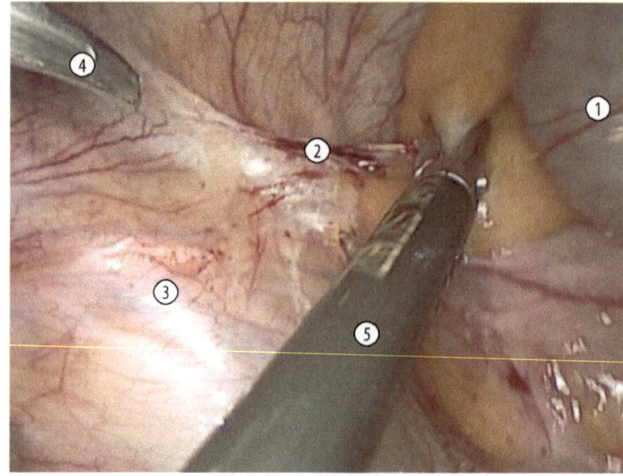

Mittels Schere oder Dissektor wird die Mesoappendix vorsichtig präpariert (◻ Abb. 7.13). Ziel ist eine Skelettierung der Appendixbasis.

◻ **Abb. 7.13** Präparation der Mesoappendix
1 Mesoappendix
2 Appendixbasis
3 laterale Adhäsion des Zäkums
4 Zäkum
5 Schere aus suprapubischem Trokar

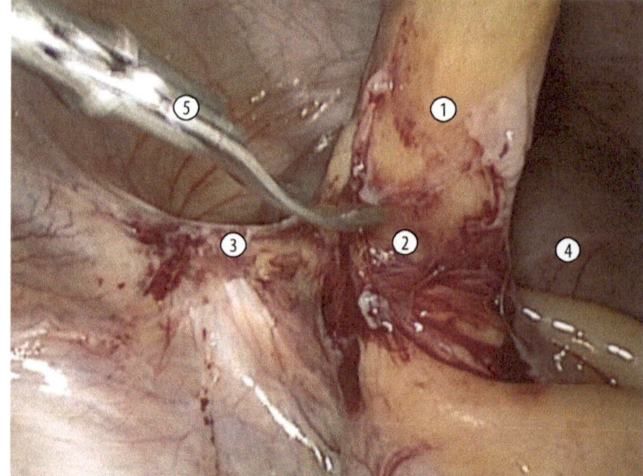

■ 8 Clippen der Arteria appendicularis

Verschluss der Arteria appendicularis wird mittels Titan-clips vorgenommen: 2 proximal, 1 distal (■ Abb. 7.14).

Die Arteria appendicularis verläuft regelhaft im äußeren Rand des Mesoappendix!

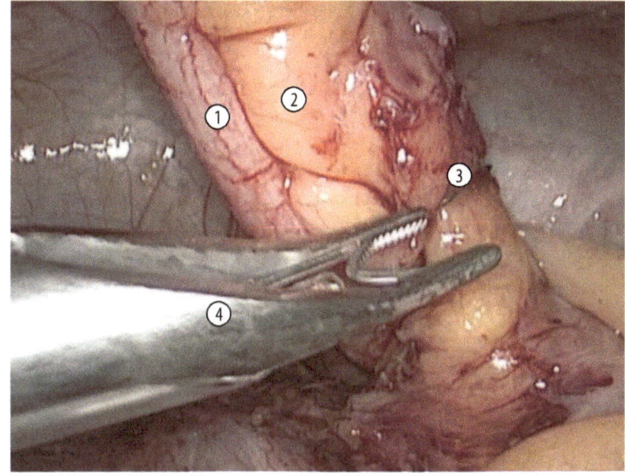

■ **Abb. 7.14** Clippen der Arteria appendicularis
1 Appendix vermiformis
2 Mesoappendix
3 Clip auf der Arteria appendicularis
4 Clipapplikator

Alternativ kann auch mittels bipolarer Fasszange die Arteria appendicularis versiegelt werden (■ Abb. 7.15).

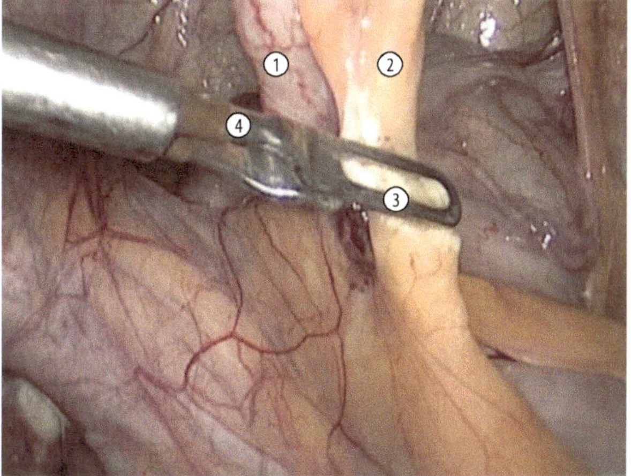

■ **Abb. 7.15** Bipolare Fasszange
1 Appendix vermiformis
2 Mesoappendix
3 bipolare Fasszange auf der Arteria appendicularis
4 bipolare Fasszange

■ 9 Präparation der Appendixbasis

Die Basis muss sicher identifiziert und skelettiert werden
und gegebenenfalls aus den Verwachsungen gelöst werden
(◘ Abb. 7.16).

> **❯ Bei zu langem Stumpf besteht die Gefahr einer
> Appendixstumpfappendizitis!**

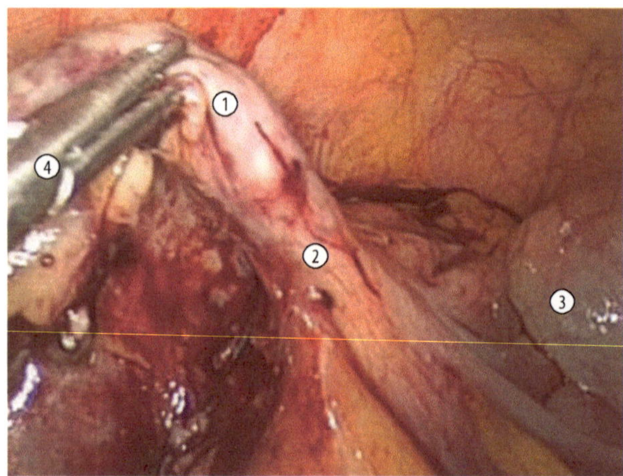

◘ **Abb. 7.16** Appendixbasis
1 Appendix
2 Appendixbasis
3 Zäkalpol
4 Pinzette aus suprapubischem Trokar

■ 10 Absetzen des Appendix

Die erste Röder-Schlinge (◘ Abb. 7.17) wird an der Appendixbasis geschnürt, dabei darf kein Appendixrest zurück-
bleiben.

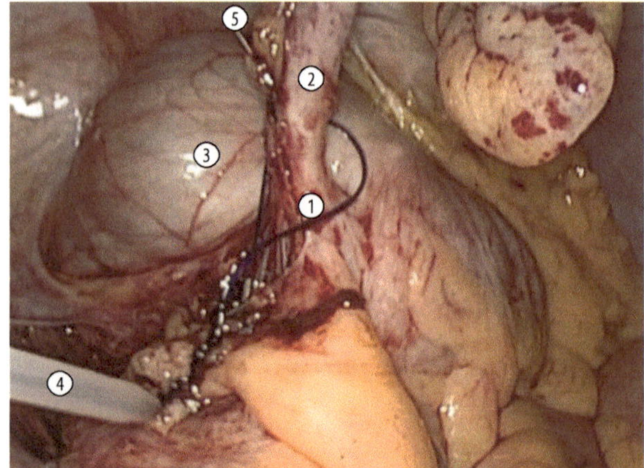

◘ **Abb. 7.17** Proximale Röder-Schlinge
1 freipräparierte Appendixbasis
2 Appendix vermiformis
3 Zäkum
4 Röder-Schlinge aus suprapubischem Trokar
5 Clip um distalen Stumpf der Arteria appendicularis

Zwei Röder-Schlingen sollen die Appendixbasis verschließen, eine Röder-Schlinge die Appendix vermiformis
(◘ Abb. 7.18), damit nach dem Abschneiden kein Sekret
aus dem Blinddarm austreten kann.

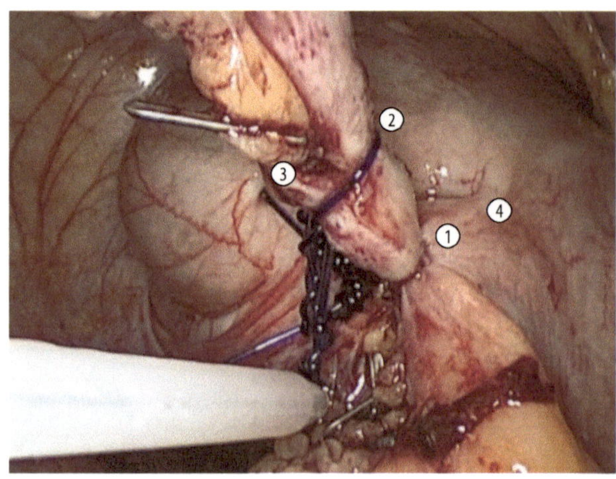

◘ **Abb. 7.18** Distale Röder-Schlinge
1 zwei Röder-Schlingen an der Appendixbasis
2 distale Röder-Schlinge
3 Clip am distalen Stumpf der Arteria appendicularis
4 Zäkum

Zwischen der obersten und mittleren Röder-Schlinge wird die Appendix vermiformis durchtrennt ([■] Abb. 7.19).

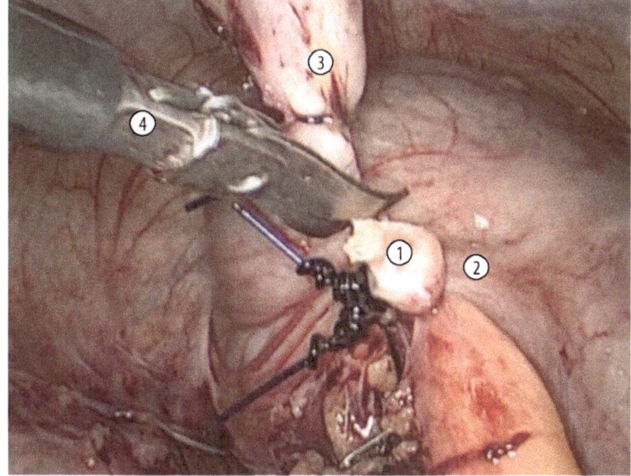

[■] Abb. 7.19 Durchtrennen der Appendixbasis
1 Appendixstumpf
2 Zäkalpol
3 Appendix-Resektat
4 Schere aus suprapubischem Trokar

Alternativ kann die Appendix auch mittels Klammernahtgerät abgesetzt werden ([■] Abb. 7.20). Das Klammernahtgerät wird so gesetzt, dass die komplette Appendix vermiformis abgetrennt wird, ggf. wird etwas Zäkalpol mit abgetrennt.

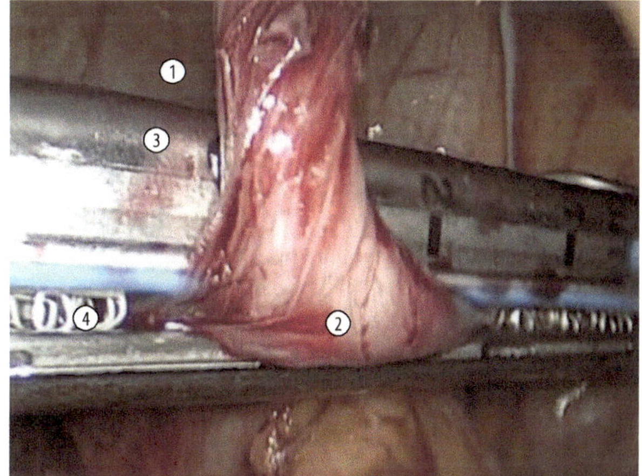

[■] Abb. 7.20 Absetzen mit Klammernahtgerät
1 Zäkalpol
2 Appendixbasis
3 Klammernahtgerät
4 Titanklammer

■ 11 Bergen der Appendix

Das Resektat wird in einen Bergebeutel gelegt und dieser verschlossen. Nach Möglichkeit sollte dieser durch den suprapubischen 12 mm Arbeitstrokar herausgezogen werden, dazu muss gegebenenfalls die Einstichstelle erweitert werden ([■] Abb. 7.21).

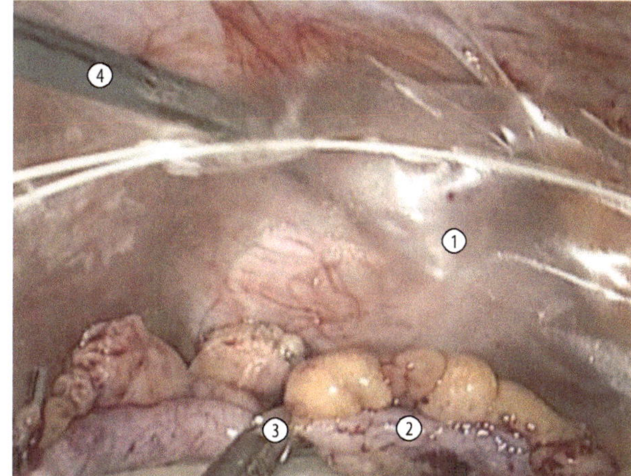

[■] Abb. 7.21 Bergen der Appendix
1 Bergebeutel
2 Appendix-Resektat
3 Overholt-Dissektor aus Trokar im linken Unterbauch
4 Pinzette aus suprapubischem Trokar

■ 12 Blutstillung und Kontrolle

Es erfolgt die Kontrolle des Operationsgebiets auf Bluttrockenheit und eventuell wird das Areal koaguliert und gespült.

▪ 13 Herausnehmen der Trokare unter Sicht und Wundverschluss

Die Herausnahme der Arbeitstrokare wird unter Sicht vorgenommen (■ Abb. 7.22) und danach erfolgt die Überprüfung auf eventuelle Blutung aus der Einstichstelle sowie der Wundverschluss und die Verbandanlage.

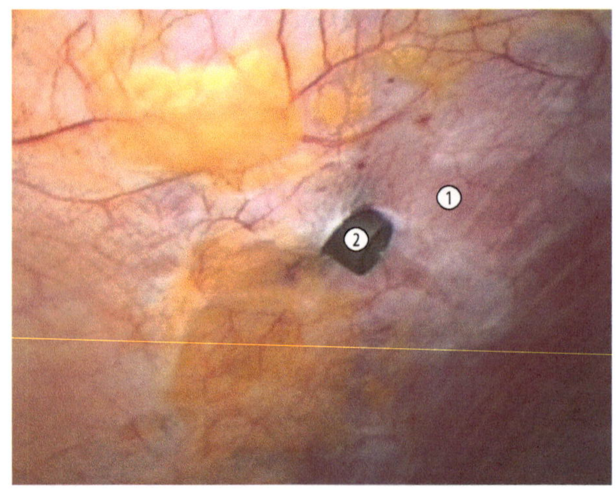

■ **Abb. 7.22** Entfernung der Trokare unter Sicht
1 Bauchdecke
2 Trokarhülse

7.4 Meckel-Divertikel

Das Meckel-Divertikel (■ Abb. 7.23) befindet sich antimesenterial 30–100 cm oral der Bauhin'schen Klappe.

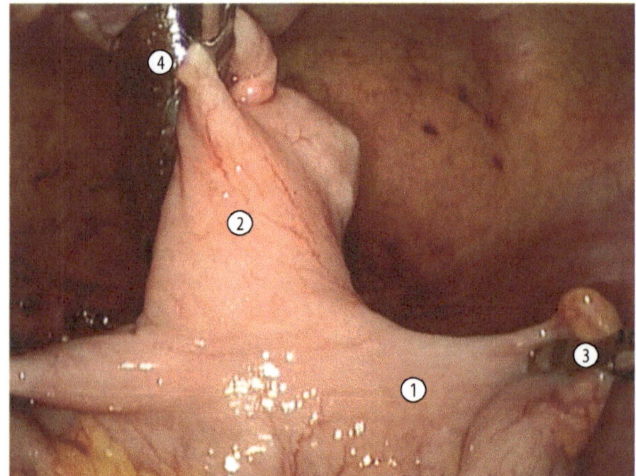

■ **Abb. 7.23** Meckel-Divertikel
1 Dünndarmschlinge
2 Meckel-Divertikel
3 Pinzette aus dem Trokar im linken Unterbauch
4 Klammernahtgerät aus suprapubischem Trokar

▪ Abtrennen des Meckel-Divertikels vom Dünndarm

Mit Hilfe des Klammernahtgerätes wird das Meckel-Divertikel quer zum Verlauf des Dünndarmes abgetragen, um diesen nicht einzuengen (■ Abb. 7.24).

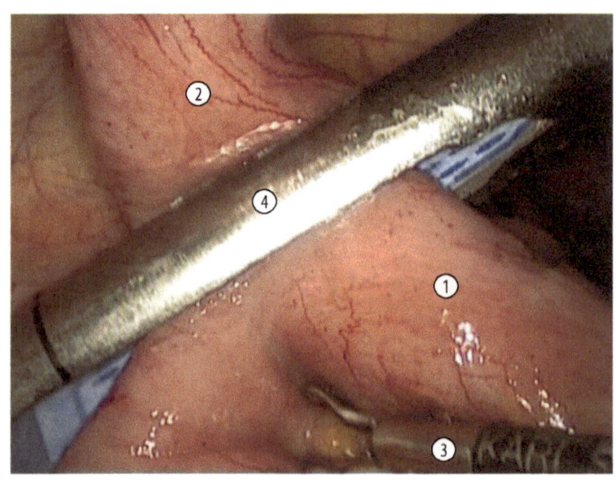

■ **Abb. 7.24** Abtrennen des Meckel-Divertikels
1 Dünndarmschlinge
2 Meckel-Divertikel
3 Pinzette aus dem Trokar im linken Unterbauch
4 Klammernahtgerät aus suprapubischem Trokar

Kolon und Rektum

P. Wilhelm, C. Falch

A. Kirschniak, F. A. Granderath (Hrsg.), *Laparoskopie in der chirurgischen Weiterbildung*,
DOI 10.1007/978-3-662-50523-6_8, © Springer-Verlag GmbH Deutschland 2017

8.1   Anatomische Grundlagen

8.1.1   Projektion des Kolons und Rektums auf die Bauchdecke

Die Appendix vermiformis projiziert sich auf den McBurney-Punkt, welcher auf einer Verbindungslinie zwischen Spina iliaca anterior superior und Bauchnabel am Übergang des mittleren zum lateral Drittel lokalisiert ist. Das Zäkum mit dem ileozäkalen Übergang befindet sich in der Regel auf Höhe der rechten Fossa iliaca. Das Colon ascendens verläuft entlang der rechten lateralen Bauchwand, wo die Flexura coli dextra unter dem rechten Rippenbogen zu liegen kommt. Von hier zieht das Colon transversum epigastrisch nach links lateral und etwas nach kranial. Die Lage der Flexura coli sinistra ist in seiner Höhe variabel, ist jedoch ebenfalls unter dem linken Rippenbogen gelegen. Das sich anschließende Colon descendens verläuft wiederum gestreckt entlang der linken lateralen Bauchwand nach kaudal, wo es auf Höhe der linken Fossa iliaca ins Colon sigmoideum übergeht. Das Colon sigmoideum ist durch seine variable Länge in seiner Projektion auf die Bauchdecke sehr unterschiedlich und kann als Schleife bis in die rechte Fossa iliaca reichen. Auf Höhe des dritten Sakralwirbels geht das Colon sigmoideum in das Rektum über, welches gestreckt im dorsalen Becken entlang der sacrococcygealen Konkavität verläuft und am Beckenboden als Canalis analis endet (Abb. 8.1).

8.1.2   Topographische Anatomie

Die Ileozäkalklappe stellt den Übergang des terminalen Ileums zum Kolon dar. Das Zäkum liegt mit der Appendix vermiformis ventral in der Bauchhöhle auf Höhe der rechten Fossa iliaca. Das Colon ascendens verläuft entlang der rechten lateralen Bauchwand nach dorsokranial. Es bedeckt die rechte Niere und zieht bis zur rechten Leberunterseite, wo es in der Flexura coli dextra in das Colon transversum übergeht. Das Colon transversum verläuft zunächst ventralwärts und steigt in seinem linksseitigen Verlauf nach dorsokranial an. Im Bereich der Flexura coli sinistra wechselt das Colon transversum in das Colon descendens. Die linke Flexura coli kann in ihrer Höhenlokalisation sehr variieren und liegt in enger Lagebeziehung zum unteren Milzpol, dem linken Nierenoberpol und dem Pankreasschwanz. Das Colon transversum und descendens verlaufen im Flexurenbereich über eine variable Strecke von mehreren Zentimetern parallel zueinander. Im weiteren Verlauf zieht das Kolon dann meist gestreckt entlang der linken laterodorsalen Bauchwand nach kaudal, bis es sich auf Höhe der linken Fossa iliaca als Colon sigmoideum fortsetzt. Das Mesenterium des Colon sigmoideum überquert den linken Ureter und die linke Arteria sowie Vena iliaca communis. Dem Colon sigmoideum schließt sich nach kaudal das Rektum an (Abb. 8.2).

Der rektosigmoidale Übergang ist eine Übergangszone zwischen Colon sigmoideum und Rektum, in welchem

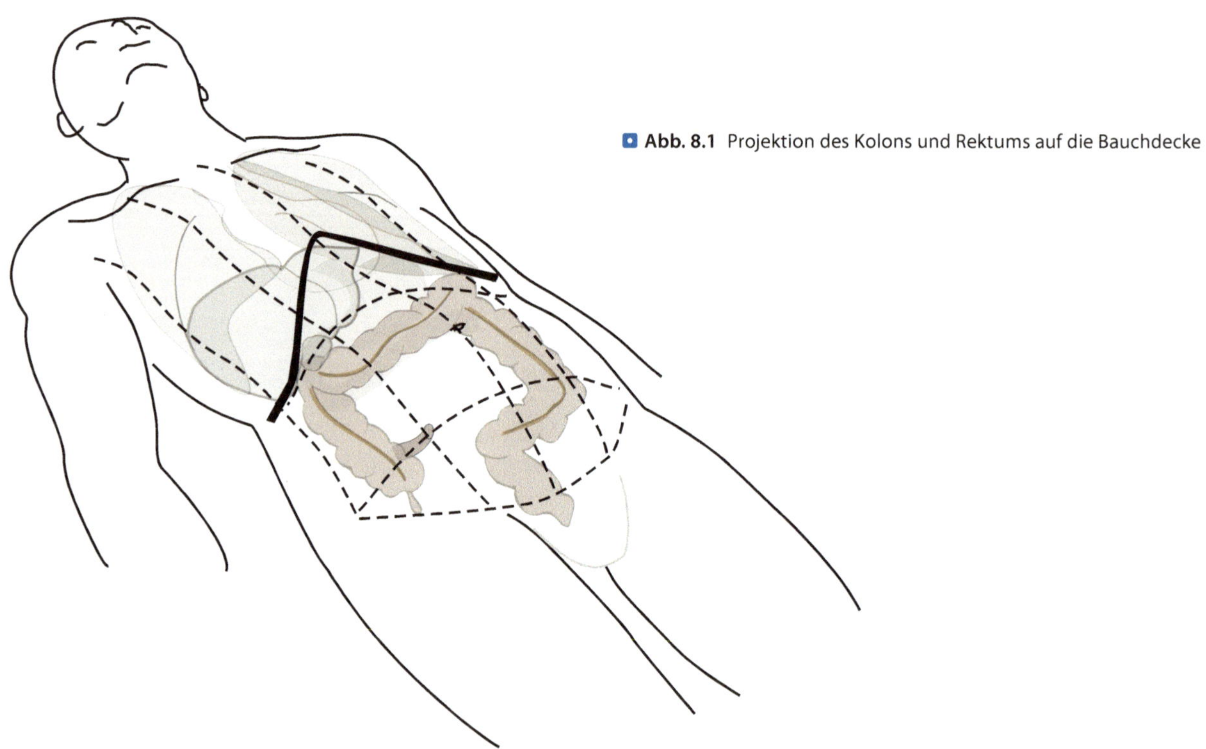

Abb. 8.1 Projektion des Kolons und Rektums auf die Bauchdecke

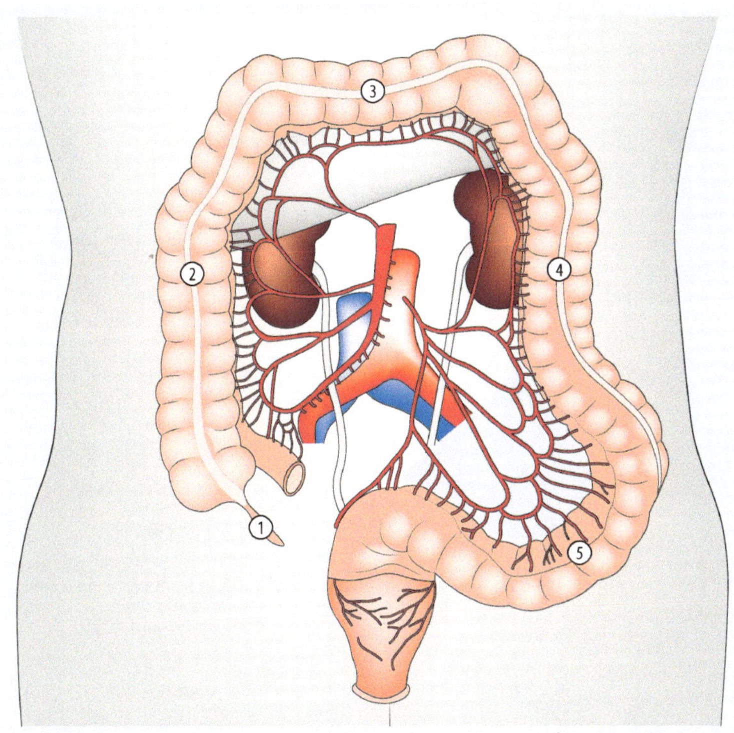

■ **Abb. 8.2** Topographie des Kolons
1 Appendix vermiformis
2 Colon ascendens
3 Colon transversum
4 Colon descdendens
5 Colon sigmoideum

sich die drei Taenien des Kolons zur geschlossenen Längsmuskulatur des Rektums vereinen. Die drei Taenien (Taenia libera, Taenia mesocolica und Taenia omentalis) sind wie die Appendices epiploicae charakteristisch für das Kolon. Beim Erwachsenen hat das Kolon eine Länge zwischen 70 und 160 cm. Das Rektum hingegen ist 15–19 cm lang und verläuft entlang der sacrococcygealen Konkavität vom dritten Sakralwirbel bis zum Perineum.

8.1.3 Peritoneal- und Faszienverhältnisse

Bei Resektionen am Kolon und Rektum stellt die Mobilisation einen entscheidenden Operationsschritt dar. Hierfür sind Kenntnisse der peritonealen Verhältnisse und damit der Befestigungen des Kolons unverzichtbar.

Der kaudale Anteil des Zäkums liegt gemeinsam mit der Appendix vermiformis intraperitoneal. Im kranialen Anteil ist das Zäkum sekundär retroperitoneal gelegen, wobei das Ausmaß variabel und mit einem Caecum mobile assoziiert sein kann. Dementsprechend ist das Zäkum zum sekundär retroperitonealen Colon ascendens und der retroperitoneale Anteil über Peritonealfalten am Peritoneum parietale fixiert. Im Bereich der Flexura coli dextra wechselt die sekundär retroperitoneale Lage des Colon ascendens in die intraperitoneale Lage des Colon transversum. Die Flexura coli dextra ist über das Ligamentum

hepatocolicum am rechten Rand des Omentum majus, das Ligamentum cystoduodenocolicum – einer Verlängerung des Omentum minus nach rechts – und durch die Ligamenta renocolicum und phrenicocolicum dextrum an den peritonealen Überzug der rechten Niere bzw. des Zwerchfells befestigt. Das Colon transversum ist mit der Unterseite des Omentum majus verwachsen. Der Anteil des Omentum majus (ventrales Blatt) zwischen Magen und Colon transversum entspricht dem Ligamentum gastrocolicum. An der linken Flexura coli wechseln die peritonealen Verhältnisse wieder, so dass das Colon descendens sekundär retroperitoneal gelegen ist. Im Bereich der Flexura coli sinistra ist das Kolon über die Ligamenta phrenicocolicum sinistrum und splenomesocolicum an der dorsolateralen Bauchwand fixiert. Das Colon descendens ist in seinem Verlauf breitflächig mit der dorsalen Bauchwand verwachsen. Das sich dem Colon descendens anschließende Colon sigmoideum liegt wiederum intraperitoneal und ist entlang der Toldt'schen Linie mit der linken Beckenwand verklebt.

Die intraperitoneale Lage ermöglicht dem Colon transversum und Colon sigmoideum – abhängig von der jeweiligen Segmentlänge – eine enorme Variabilität ihrer Nachbarschaftsbeziehungen zu anderen abdominellen Strukturen.

Das vordere obere Rektum ist sekundär retroperitoneal gelegen. Der peritoneale Umschlag in diesem Bereich ent-

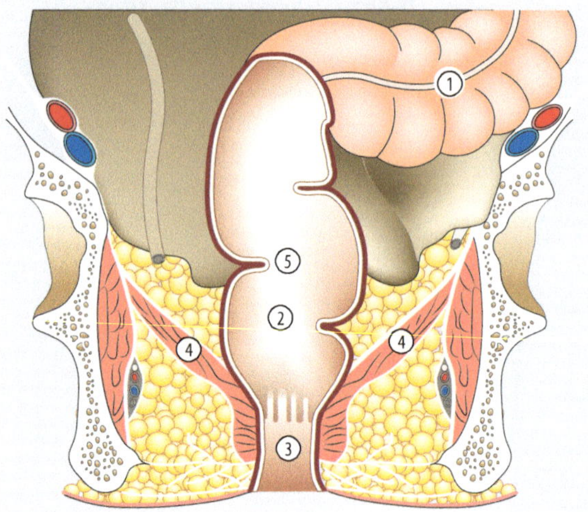

Abb. 8.3 Topographie des Rektums
1 Colon sigmoideum
2 Rektum
3 Analkanal
4 Musculus levator ani
5 Kohlrausch-Falte

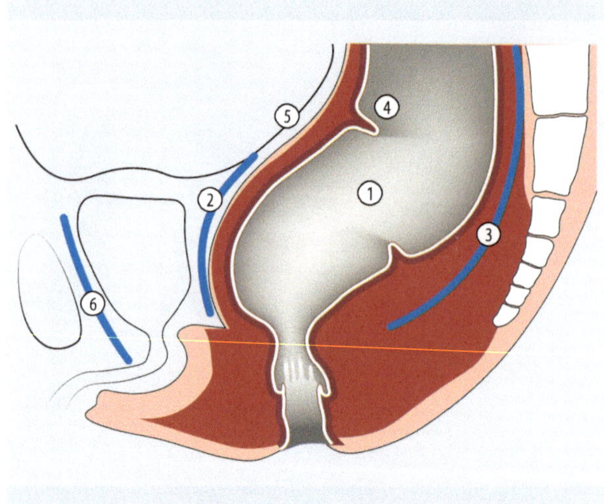

Abb. 8.4 Faszienverhältnisse im kleinen Becken
1 Rektum
2 Denonvillier-Faszie (Mann) bzw. Septum rectovaginale (Frau)
3 Waldeyersche Faszie
4 Kohlrausch-Falte
5 Peritoneum
6 Spatium Retzii

spricht bei der Frau der Excavatio rectouterina (Douglas-Raum) und beim Mann der Excavatio rectovesicalis (**Abb.** 8.4). In der onkologischen Rektumchirurgie kommt dem Wissen um die Faszienverhältnisse eine entscheidende Bedeutung zu. Sämtliche Muskeln, auch die Beckenmuskeln, Sphinkteren und die Muskeln der Urogenitalorgane sind von Faszien eingescheidet (**Abb.** 8.4). Die Beckenorgane sind diskontinuierlich von der Fascia pelvis visceralis überzogen. An den Kontaktzonen der Beckenorgane mit dem Beckenboden schlägt diese auf die Fascia diaphragmatis pelvis superior um, die am Os sacrum dem Periost entspricht und den gesamten Musculus levator von innen überzieht. Von der Fascia pelvis visceralis abgespaltene Hüllfaszien zwischen den Organen stellen Grenzlamellen dar, welche mit den inneren Faszien wichtige Spalträume bilden. Diese Grenzlamellen bedecken die Beckenorgane selbst oder die lymphknotentragenden Fettkörper, allerdings nicht rundherum. Bis auf kleine Areale ist das Rektum vollständig zum Urogenitalsystem abgegrenzt. Am Rektum umscheiden die Grenzlamellen das Spatium praerectale und das Spatium retrorectale. Die Mobilisation des Rektums mitsamt dem Mesorektum, erfolgt im Spatium prae- und retrorectale. Das Spatium praerectale wird nach dorsal durch die anteriore Fascia propria recti und nach ventral durch die Denonvillier-Faszie (Septum rectovesicale) begrenzt. Die Denonvillier-Faszie bedeckt beim Mann die Prostata und die Samenbläschen. Die Faszie entspricht dem Septum rectovaginale bei der Frau. Das Spatium retrorectale wird dorsal und lateral

durch die Fascia diaphramatis pelvis superior und ventral durch die dorsale Fascia propria recti gebildet. Die Fascia diaphragmatis pelvis superior bedeckt die präsakralen Nerven und Gefäße, die dorsale Fascia propria recti dorsal und lateral das Mesorektum.

Die vordere Grenzlamelle (Denonvillier-Faszie) steht nicht in Verbindung mit der seitlichen Beckenfaszie. Hingegen ist die hintere Grenzlamelle im Bereich des seitlichen und kaudalen Umschlags mit der Fascia diaphragmatis pelvis superior verbunden. Bei der Präparation muss dieser anterolateral gelegene seitliche Umschlag der hinteren Grenzlamelle scharf durchtrennt werden. Lateral zwischen den beiden Grenzlamellen ziehen feine Nerven und Gefäße zur anterolateralen Rektumwand (»laterale Ligamente«).

8.1.4 **Blut- und Lymphgefäßversorgung**

Arterien

Die arterielle Gefäßversorgung der Regio iliocaecalis erfolgt über Äste aus dem Stromgebiet der Arteria mesenterica superior. Die Arteria ileocolica geht als letzter rechter Ast aus der Arteria mesenterica superior ab und zweigt sich in den Ramus colicus und den Ramus ilealis auf. Der Ramus colicus anastomosiert nach rechts und kranial mit der Marginalarterienarkade am Colon ascendens und der Ramus ilealis mit der Arteria ilealis aus dem Endast der Arteria mesenterica superior. Unterein-

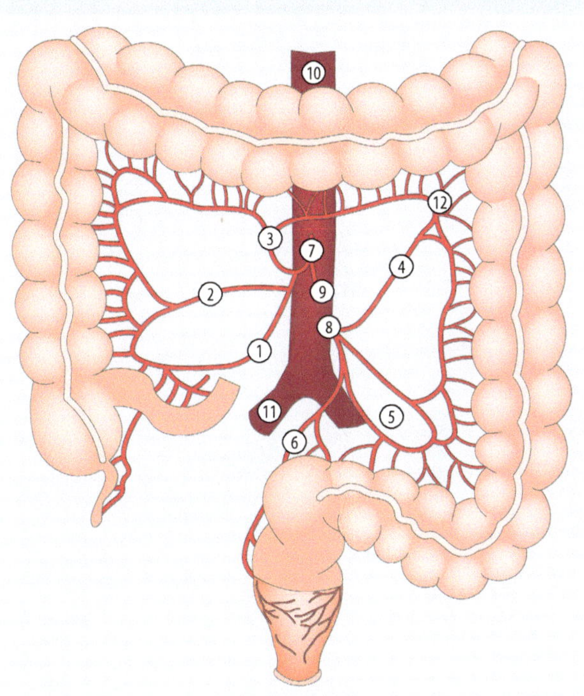

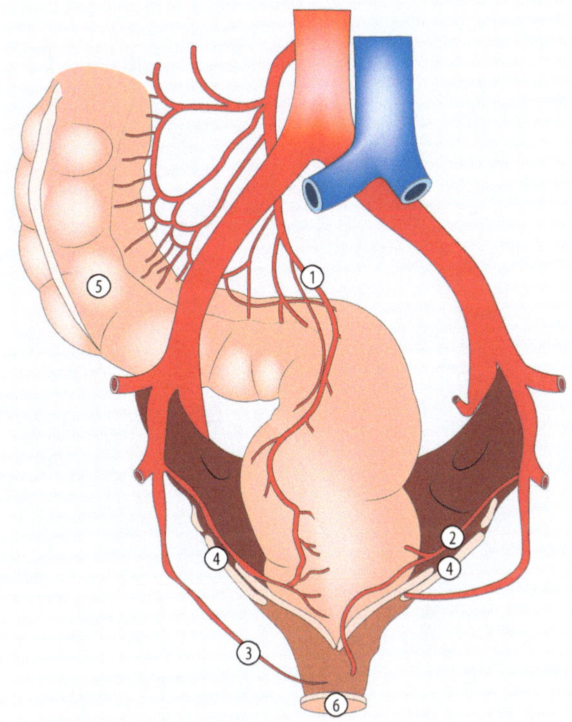

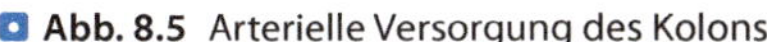

Abb. 8.5 Arterielle Versorgung des Kolons
1 Arteria ileocolica
2 Arteria colica dextra
3 Arteria colica media
4 Arteria colica sinistra
5 Arteriae sigmoideae
6 Arteria rectalis superior
7 Arteria mesenterica superior
8 Arteria mesenterica inferior
9 Jejunale und ileale Arkaden
10 Aorta abdominalis
11 Arteria iliaca communis rechts
12 Riolan'sche Anastomose

Abb. 8.6 Arterielle Versorgung des Rektums
1 Arteria rectalis superior
2 Arteriae rectalis mediae
3 Arteriae rectalis inferiores
4 Diaphragma pelvis
5 Colon sigmoideum
6 Analkanal

ander stehen der Ramus colicus und Ramus ilealis über die ileokolische Arkade in Verbindung. Das terminale Ileum (1–5 cm) wird über den Ramus ilealis versorgt. Die Perfusion des Colon ascendens, der Flexura coli dextra und der rechten Hälfte des Colon transversums erfolgt ebenfalls aus Ästen der Arteria mesenterica superior. Hierbei speist der Ramus colicus der Arteria ileocolica den kaudalen und die Arteria colica dextra den mittleren Bereich des Colon ascendens. Neben dem Auftreten einer accessorischen Arteria colica dextra kann diese jedoch auch ganz fehlen. Ein Zweig der Arteria colica media zieht zur rechten Flexura coli (Ramus dexter), ein weiterer (Ramus sinister) zur Mitte des Colon transversum. Alle genannten Gefäße stehen nahezu immer am medialen Rand des Kolons über eine Marginalarterie arkandenartig miteinander in Verbindung. Zwischen Ramus sinister der Arteria colica media und dem Ramus ascendens der Arteria colica

sinistra wird die Marginalarterie Riolan-Anastomose genannt (**Abb. 8.5**).

Die arterielle Versorgung des Colon descendens erfolgt über Äste der Arteria mesenterica inferior (**Abb. 8.5**). Obwohl die Flexura coli sinistra auch noch vom Ramus sinister der Arteria colica media perfundiert wird, ist die Hauptversorgung durch die Arteria colica sinistra gewährleistet. Die Arteria mesenterica inferior verzweigt sich nach ca. 3,5 cm in einen Ramus ascendens (Arteria colica sinistra), Ramus medius (variabel), Ramus descendens und die Arteria rectalis superior auf. Die Arteriae sigmoideae entspringen dem Ramus ascendens, (Ramus medius) und Ramus descendens der Arteria mesenterica inferior, sind jedoch in ihren Ursprüngen, ihrer Anzahl und ihrem Verlauf sehr unterschiedlich. Die Arteria rectalis superior (**Abb. 8.6**) teilt sich nach kaudal in 2 oder 3, selten auch mehr Endäste auf und verläuft in den oberen 3 Rektumviertel im Mesorektum, im unteren mesorektumlosen Viertel intramural. Die paarigen Arteriae rectalis mediae (in ca. 20% angelegt) und inferiores entstammen den Iliakalgefäßen und versorgen nur einen sehr kleinen Teil der distalen Rektumvorderwand. Sie verlaufen im me-

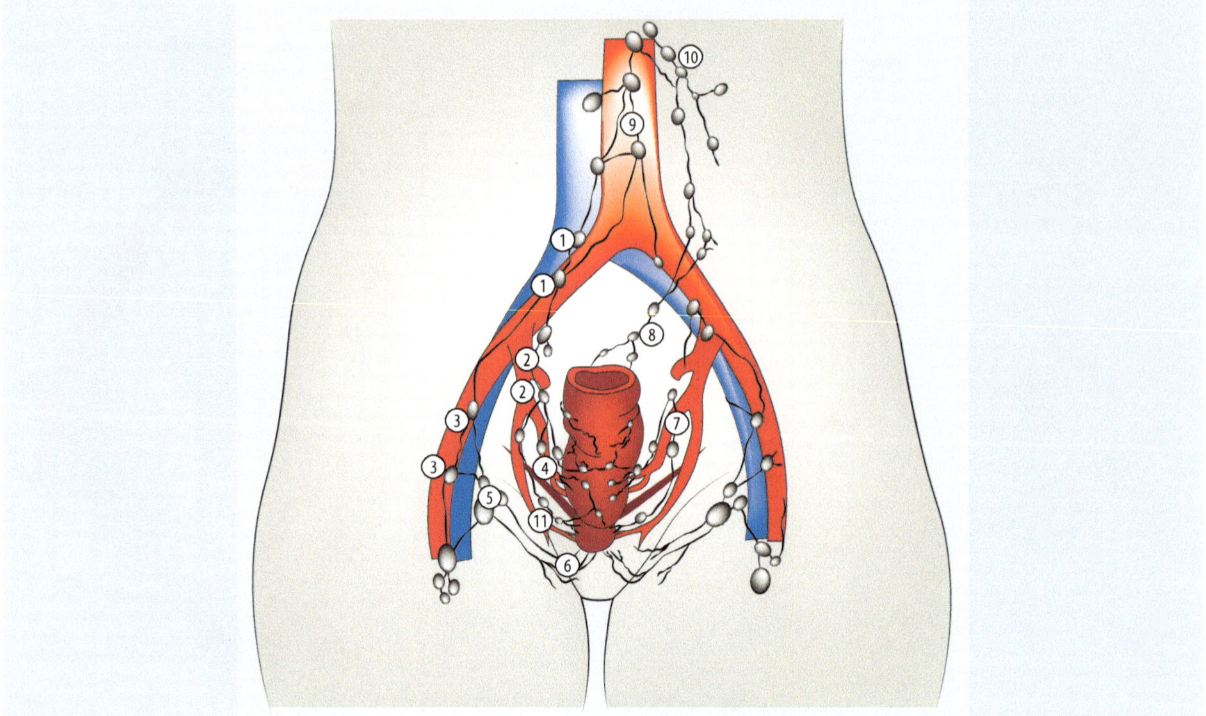

Abb. 8.7 Lymphabfluss des Rektums
1 Lymphknoten der A. iliaca communis
2 Lymphknoten der A. iliaca interna
3 Lymphknoten der A. iliaca externa
4 Lymphknoten der A. rectalis media
5 inguinale Lymphknoten
6 inguinaler Lymphweg vom Analkanal
7 Arteria rectalis media
8 mesorektale Lymphknoten entlang der A. rectalis superior
9 paraaortale Lymphknoten
10 Lymphknoten am Abgang der A. mesenterica inferior

solosen unteren Rektumviertel intramural und stehen mit den Ästen der Arteria rectalis superior in Verbindung. Bei einer Rektumresektion können die Arterien einander ersetzen.

Die Anastomose zwischen letzter Sigmaarterie und der Arteria rectalis superior wird als Sudeck-Punkt bezeichnet. Sowohl die Riolan-Anastomose als auch der Sudeck-Punkt stellen wichtige Verbindungsstellen in der Marginalarterie entlang des Kolonrahmens dar. Bei einer Kolonresektion und atypischer arterieller Gefäßversorgung kann es so zu schlecht perfundierten Resektionsenden oder -segmenten kommen, die vor der Anlage einer Anastomose eine Nachresektion erforderlich machen.

Venen

Über die Venae ileocolica, colica dextra und media erhält die Vena mesenterica superior ihre Zuflüsse aus dem terminalen Ileum und dem oralen Kolon bis zur Flexura coli sinistra. Die Vena mesenterica superior bildet gemeinsam mit der Vena splenica, selten mit der Vena mesenterica interior die Pfortader, deren Konfluenz dorsal des Collum pancreatis gelegen ist.

Die **Ve**na mesenterica inferior drainiert über die Vena rectalis superior, Venae sigmoideae, Vena colica sinistra und 1–2 Sammelvenen vom Colon descendens das Blut in die Pfortader. Sie verläuft zentral um die Flexura duodenojejunalis von links nach rechts und mündet am häufigsten in die Vena splenica oder in die Vena mesenterica superior, selten in den Gefäßwinkel beider Venen.

Lymphabfluss

In allen Mesenterien, auch im Mesorektum, verlaufen die Lymphgefäße mit den Blutgefäßen. Lymphknoten sind folglich nur im mesenterialen Fettgewebe zu finden.

Im Lymphabstromgebiet der Ileozäkalregion befinden sich 10–20 Lymphknoten entlang der Arteria ileocolica, welche entlang der Arteria mesenterica superior zu den zentralen mesenterialen Lymphknoten drainieren. Die Lymphe des Colon ascendens und der Flexura coli dextra fließt über die Nodi lymphatici colici dextri, wobei sich der Lymphabfluss nach zentral mit dem der Ileozäkalregion vereint. Die Hauptmenge der Lymphe des Colon transversums sammelt sich in den Lymphknoten entlang den Zweigen und dem Stamm der Arteria colica media. Im Bereich der Flexura coli sinistra und vom mittleren Segment des Colon descendens verlaufen die Lymphbahnen zum einen entlang der Riolan-Anastomose zu den Lymphknoten der Arteria colica media zum anderen entlang der Arteria colica sinistra zu den Lymphknoten an den Arteriae colica sinistra und mesenterica inferior. Das sigmanahe Colon descendens und das Colon sigmoideum gehören zum Lymphabstromgebiet der Nodi lymphatici mesenterici inferiores. Im Mesosigma sind bis zu 30 Lymphknoten verteilt.

Der Hauptlymphweg des Rektums und des Analkanals verläuft entlang der Arteria rectalis superior, wobei alle Lymphknoten im dorsolateral gelegenen Mesorektum (¾ der Rektumzirkumferenz) gelegen sind (Abb. 8.7). Im Mesorektum befinden sich bis zu 60 Lymphknoten. An der Rektumvorderwand sind weder Lymphgefäße noch Lymphknoten zu finden. In diesem Bereich sind Lymphgefäße, welche nach dorsal in das Mesorektum drainieren, nur in der Rektumwand angelegt. Da im distalen Rektum kein Mesorektum ausgeprägt ist, befinden sich am distalen Rektumviertel auch keine Lymphknoten. Äußerst selten kann vom Analkanal ein inguinaler Lymphabfluss bestehen.

8.1.5 Vegetatives Nervensystem

Dem Erhalt der pelvinen Nerven kommt in der Sigma- und Rektumchirurgie eine tragende Rolle zu. Selbst bei einem kompletten Wegfall der Rektumampulle und des Corpus cavernosum recti kann eine Protektion der Innervation des Musculus sphincter ani internus und externus die Kontinenz zumindest größtenteils bewahren. Eine unachtsame oder aus onkologischen Gründen gewollte Durchtrennung von Fasern des vegetativen Nervensystems bedeutet hingegen je nach Höhenlokalisation eine Störung der Ejakulation, der Erektion und der Kontinenz.

Sympathische Nervenfasern der lateral der Aorta verlaufenden Trunci sympathici ziehen nach ventral der Aorta abdominalis und bilden auf Höhe des Abgangs der Arteria mesenterica inferior den Plexus mesentericus inferior. Um das Nervengeflecht hier nicht zu schädigen, sollte eine Ligatur der Arteria mesenterica inferior ca. 2 cm peripher des Abgangs durchgeführt werden. Ventral des Promontorium, unterhalb der Aortenbifurkation, vereinen sich die sympathischen Nervenfasern zum Plexus hypogastricus superior, welcher sich wiederum in den linken und rechten Nervus hypogastricus aufteilt. Beide Nerven verlaufen dorsal des Mesorektums geschützt von der präsakralen Faszie. Dorsolateral der Samenbläschen vereinen sich die Nervi hypogastrici mit parasympathischen Fasern der Nervi pelvici zum Plexus hypogastricus inferior. Ein Teil dieser Fasern versorgen die urogenitalen Organe und verlaufen am Unterrand der Samenbläschen und lateral der Prostata. Der andere Teil zieht über die »lateralen Ligamente« zur Rektumvorderwand. Der nervale Verlauf im kleinen Becken macht neben onkologischen Gründen deutlich, welche Bedeutung die sorgfältige Präparation in den beschriebenen Spalträumen hat.

8.2 Vor der Operation

8.2.1 Laparoskopische Ileozäkalresektion

Die laparoskopische Ileozäkalresektion kann in nach links angedeuteter Rückenlage, Kopf tief gelagert operiert werden. Dabei steht der Operateur links (Abb. 8.8).

Für die laparoskopische Ileozäkalresektion sind neben dem laparoskopischen Standardequipment weitere laparoskopische Instrumente (▶ Übersicht) nötig. Darüber hinaus werden Instrumente für die extrakorporale Anastomose benötigt. Zur Präparation nutzt der Operateur eine laparoskopische Pinzette und das Ultracision bzw. den Ligasure. Die Ileozäkalregion wird nach der vollständigen Mobilisation des rechten Hemikolons zur Resektion und Anastomosenanlage vor die Bauchdecke luxiert.

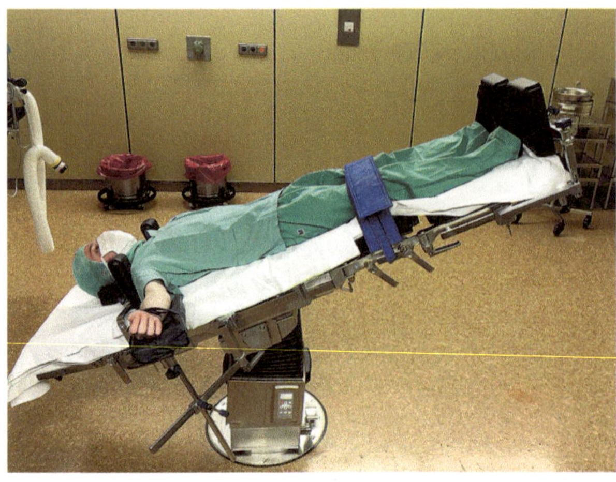

 Abb. 8.8 Lagerung für die laparoskopische Ileozäkresektion mit angedeuteter Links- und Kopf-tief-Lagerung, Operateur steht links vom Patienten

> **Spezifische Instrumente für die laparoskopische Ileozäkalresektion**
> - Saug-Spül-Einheit
> - Monopolare Schere
> - Ligasure, Ultracision etc.
> - Babcock-Zange
> - Fasszange
> - Pinzette
> - Clipapplikator
> - Bergebeutel
> - Schwert und Nadel monopolar
> - Linear-Cutter-Stapler

8.2.2 Laparoskopische totale mesorektale Exzision (TME)

Die laparoskopische Sigma-Rektum-Resektion kann in nach rechts angedeuteter Steinschnittlagerung mit tief gelagertem Kopf operiert werden. Dabei steht sowohl der Operateur, als auch der Assistent rechts vom Patienten. Der Monitor ist links neben den Beinen des Patienten platziert (Abb. 8.9).

Für die laparoskopische Rektumresektion werden zum einen die Klammernahtgeräte für das Absetzen des Colon descendens benötigt und zum anderen ein zirkuläres Klammernahtgerät für die Anastomose. Die zentralen Gefäße werden bei der onkologischen Resektion mit Clips verschlossen, bei der Behandlung der benignen Erkrankungen können die Gefäße peripher mit Klammernahtgeräten oder Versiegelungstechniken versorgt werden.

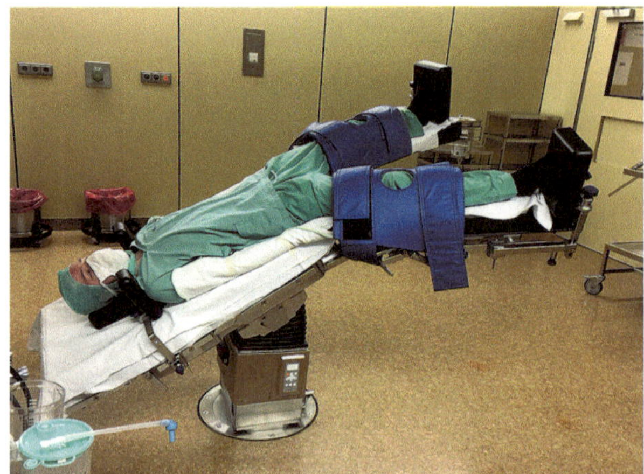

 Abb. 8.9 Lagerung für die laparoskopische TME mit rechts angedeuteter Steinschnittlagerung Kopf tief, Operateur steht rechts vom Patienten

8.3 Laparoskopische Ileozäkalresektion

Knotenpunkte der laparoskopischen Ileozäkalresektion

1. Einbringen der Trokare
2. Identifikation des Zäkums
3. Exploration und Anheben des Zäkums
4. Darstellen des Colon ascendens
5. Identifikation des Duodenums
6. Identifikation des rechten Ureters
7. Laterale Mobilisation des Colon ascendens
8. Mobilisation der rechten Kolonflexur
9. Identifikation der ileokolischen Gefäßachse
10. Durchtrennen der ileokolischen Gefäße
11. Herausluxieren des Zäkums vor die Bauchdecke, Resektion und Anlage der Anastomose
12. Zurückverlagern der Anastomose
13. Entfernung der Trokare unter Sicht

■ 1 Einbringen der Trokare

Einbringen des Kameratrokars mittels Mini-Laparotomie, Veres-Nadel oder Sicherheitstrokar. Insufflation des Peritoneums bis ein Druck von 12–15 mmHg erreicht ist. Nun erfolgt unter Sicht das Platzieren der Arbeitstrokare (◘ Abb. 8.10).

> ❯ Bei der Platzierung der Trokare muss auf die Blase (Blasenkatheter!!) sowie die epigastrischen Gefäße geachtet werden.

- **Kameratrokar**: Nabel
- **Arbeitstrokar (5 mm)**: linker Unterbauch, zwischen den beiden anderen Trokaren. Präparationsinstrument z. B. Overholt-Dissektor, Schere
- **Arbeitstrokar (12 mm)**: 2 Querfinger über dem Os pubis. Halteinstrument z. B. Pinzette, Fasszange

◘ **Abb. 8.10** Platzierung der Trokare

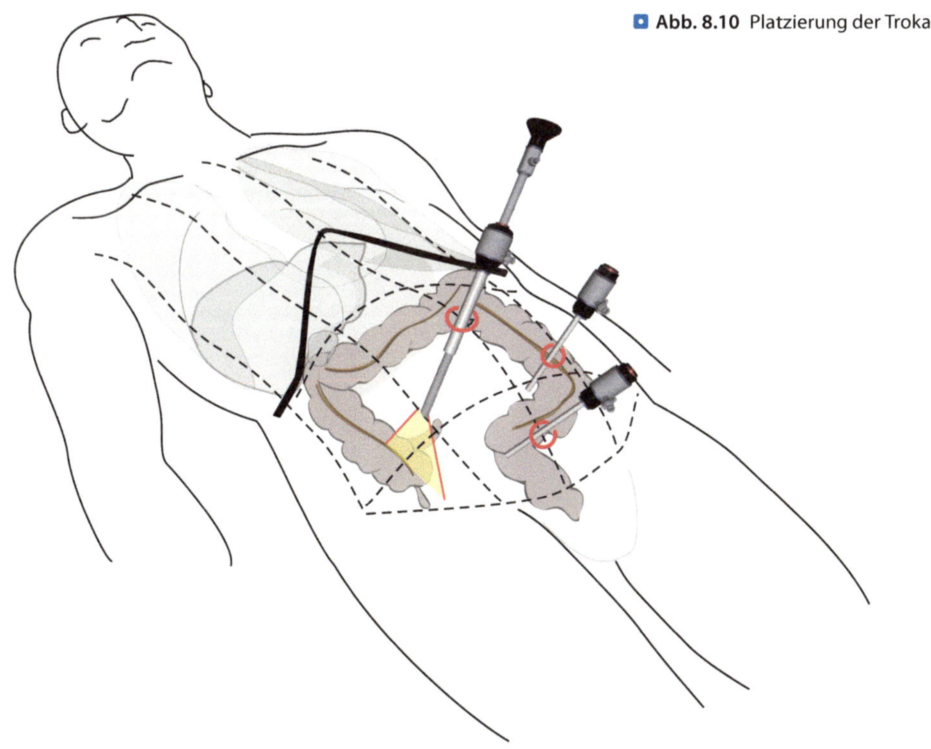

■ 2 Identifikation des Zäkums

Das Zäkum wird eindeutig identifiziert (◘ Abb. 8.11), in diesem Fall zeigt sich ein entzündlicher Konglomerattumor bei Morbus Crohn.

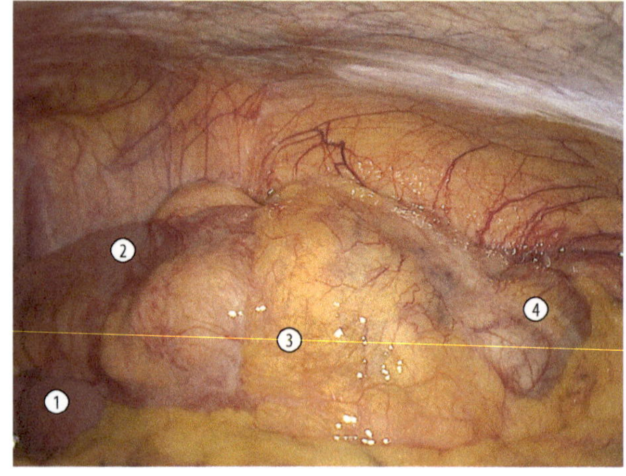

◘ **Abb. 8.11** Identifikation des Zäkums
1 terminales Ileum
2 Zäkum
3 zäkale Manifestation des Morbus Crohn
4 Taenia libera

■ 3 Exploration und Anheben des Zäkums

Das Zäkum wird hochgehalten (◘ Abb. 8.12) und die Gefäßachse wird identifiziert.

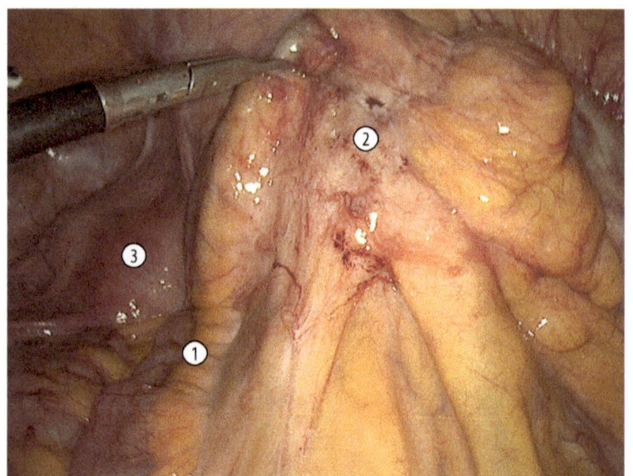

◘ **Abb. 8.12** Exploration und Anheben des Zäkums
1 terminales Ileum
2 zäkale Manifestation des Mobus Crohn
3 Uterus

■ 4 Darstellen des Colon ascendens

Der Blick nach kranial zeigt das Colon ascendens (◘ Abb. 8.13).

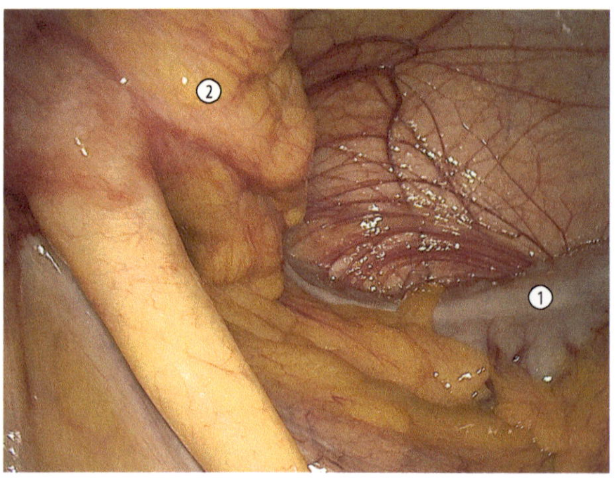

◘ **Abb. 8.13** Darstellung des Colon ascendens
1 Taenia libera des Colon ascendens
2 zäkale Manifestation des Morbus Crohn

▪ 5 Identifikation des Duodenums

Unter dem Colon transversum findet sich das Duodenum, welches eindeutig identifiziert werden muss (◘ Abb. 8.14).

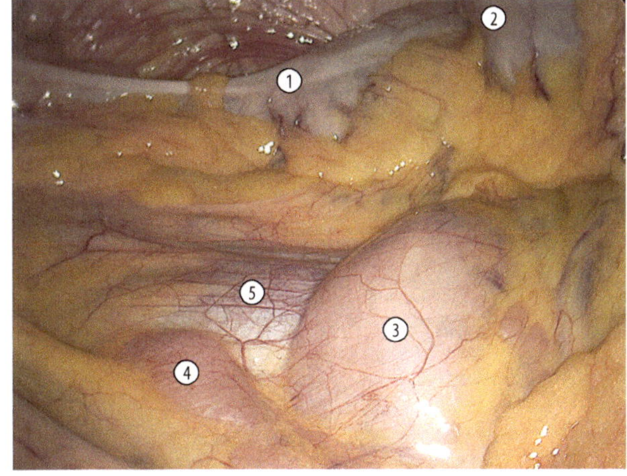

◘ **Abb. 8.14** Colon ascendens
1 Taenia libera des Colon ascendens
2 Flexura coli dextra
3 Duodenum
4 reaktiv vergrößerter Lymphknoten
5 Musculus psoas

▪ 6 Identifikation des rechten Ureters

Der rechte Ureter muss eindeutig identifiziert werden (◘ Abb. 8.15), um ihn bei der Mobilisation des Colon ascendens zu schonen.

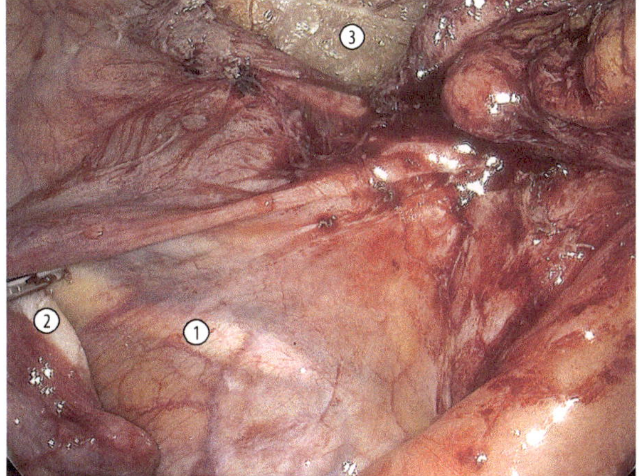

◘ **Abb. 8.15** Darstellung des rechten Ureters
1 rechter Ureter
2 rechtes Ovar
3 Zustand nach Appendektomie

▪ 7 Laterale Mobilisation des Colon ascendens

Das Peritoneum wird lateral des Colon ascendens eröffnet (◘ Abb. 8.16).

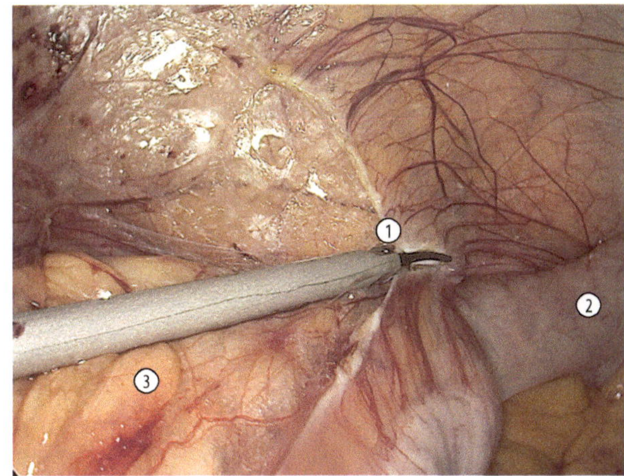

◘ **Abb. 8.16** Laterale Mobilisation in der rechten parakolischen Rinne
1 Dissektionslinie
2 Colon ascendens
3 Zäkum

■ 8 Mobilisation der rechten Kolonflexur

Die rechte Kolonflexur wird ebenfalls mobilisiert, damit das Zäkum später spannungsfrei vor die Bauchdecke gezogen werden kann (◘ Abb. 8.17).

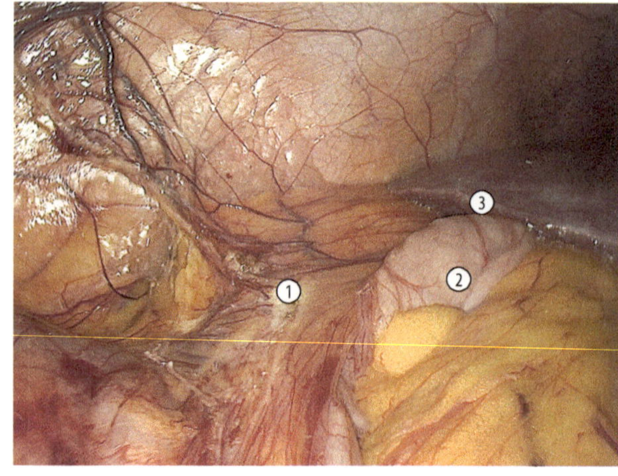

◘ **Abb. 8.17** Fortsetzung der lateralen Mobilisation
1 Dissektionslinie
2 Flexura coli dextra
3 Leberrand

■ 9 Identifikation der ileokolischen Gefäßachse

Die ileokolische Gefäßachse wird eindeutig identifiziert. Das Peritoneum wird vorsichtig eröffnet (◘ Abb. 8.18).

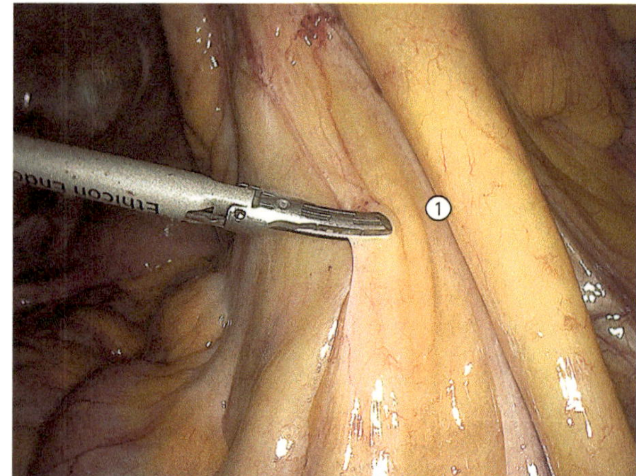

◘ **Abb. 8.18** Luxation des Ileozäkalpols und Präparation der Arteria ileocolica
1 Arteria ileocolica

■ 10 Durchtrennen der ileokolischen Gefäße

Die ileokolische Gefäßachse wird eindeutig identifiziert, bei nicht malignen Erkrankungen können die Gefäße peripher durchtrennt werden (◘ Abb. 8.19).

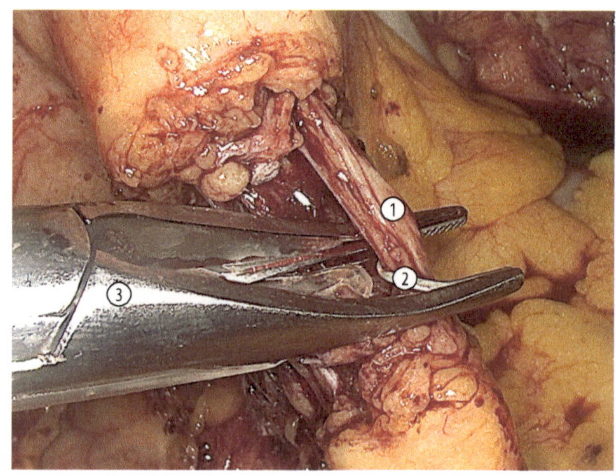

◘ **Abb. 8.19** Clip-Applikation der Arteria ileocolica
1 Arteria ileocolica
2 erster Clip
3 Clip-Applikator

■ **11 Herausluxieren des Zäkums vor die Bauchdecke, Resektion und Anlage der Anastomose**

Das Zäkum wird gegriffen und mit einem im rechten Abdomen gelegenen Bergeschnitt aus dem Bauch vor die Bauchdecke luxiert (◘ Abb. 8.20). Die Resektion und die Anlage der Anastomose erfolgt extrakorporal.

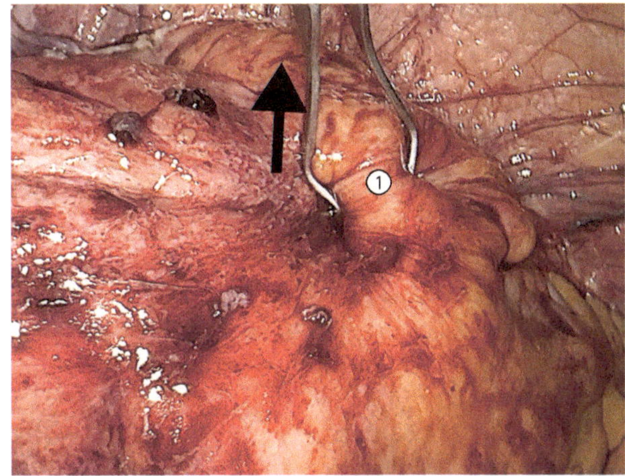

◘ **Abb. 8.20** Luxation des Ileozäkalpols nach extrakorporal
1 Greifen des Ileozäkalpols (Pfeil) Zugrichtung

■ **12 Zurückverlagern der Anastomose**

Abschließend wird die Anastomose wieder in das Abdomen zurückverlagert und der Bergeschnitt verschlossen (◘ Abb. 8.21). Die Anastomose kommt spannungsfrei im rechten Mittelbauch zu liegen (Hier: Einzelknopfanastomose in isoperistaltischer Seit-zu-Seit-Technik).

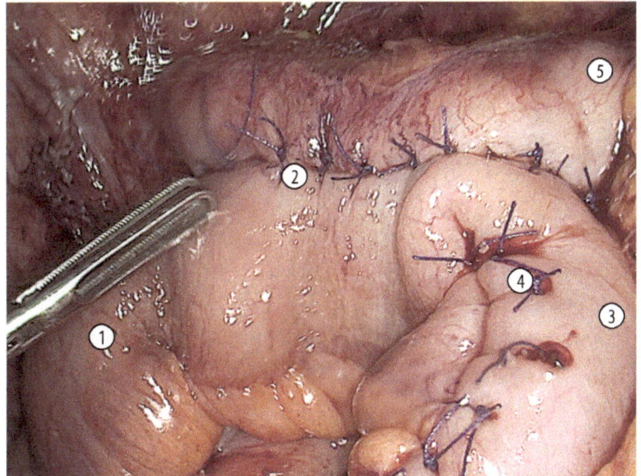

◘ **Abb. 8.21** Ileokolische Seit-zu-Seit-Anastomose
1 Ileum
2 Seit-zu-Seit-Anastomose
3 ilealer Krückstock
4 Versenkungsnaht der Klammernahtreihe
5 Colon ascendens

■ **13 Entfernung der Trokare unter Sicht**

Die Trokare werden unter Sicht entfernt (◘ Abb. 8.22).

◘ **Abb. 8.22** Trokarentfernung unter Sicht

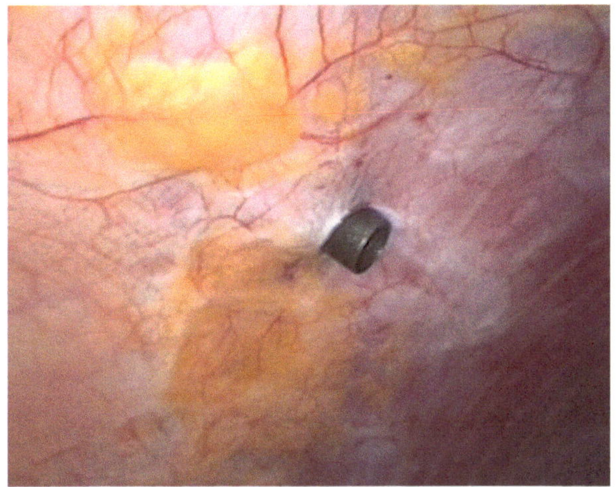

8.4   Laparoskopische totale mesorektale Exzision (TME)

Knotenpunkte der laparoskopischen totalen mesorektalen Exzision

1. Einbringen der Trokare
2. Exploration der Gefäßachse
3. Identifikation der Flexura duodenojejunalis
4. Präparation der Arteria mesenterica inferior
5. Unterminierung der Arteria mesenterica inferior
6. Clippen und Durchtrennen der Arteria mesenterica inferior
7. Präparation der Vena mesenterica inferior
8. Identifikation des linken Ureters
9. Clippen und Durchtrennen der Vena mesenterica inferior
10. Mobilisation der linken Kolonflexur
11. Umsetzen der Optik für die Präparation im Becken
12. Laterale Mobilisation des Colon sigmoideum
13. Eröffnen des Peritoneums
14. Zirkuläre Präparation der peritonealen Umschlagfalte des Rektums
15. Komplette Mobilisation des Rektums
16. Setzen des Klammernahtgerätes
17. Kontrolle der korrekten Platzierung des Klammernahtgerätes und Durchtrennen des Rektums
18. Komplettierung der Resektion
19. Suprapubischer Bergeschnitt
20. Bergung des Präparates und Resektion
21. Einbringen des zirkulären Klammernahtköpfchens
22. Peranales Einbringen des zirkulären Klammernahtgerätes
23. Herausfahren des Dorns
24. Konnektieren des Dorns mit dem Klammernahtköpfchen
25. Adaption des Rektumstumpfes mit dem Colon descendens
26. Entfernung der Trokare unter Sicht

▪ 1 Einbringen der Trokare

Einbringen des supraumbilicalen Zugangs mittels Mini-Laparotomie, Veres-Nadel oder Sicherheitstrokar. Insufflation des Peritoneums bis ein Druck von 12–15 mmHg erreicht ist. Nun erfolgt unter Sicht das Platzieren der Arbeitstrokare (❏ Abb. 8.23).

❯ Bei der Platzierung der Trokare muss auf die Blase (Blasenkatheter!!) sowie die epigastrischen Gefäße geachtet werden.

– **Kameratrokar:** suprapubisch rechts der Medianlinie
– **Arbeitstrokar (5 mm):** rechter Unterbauch, zwischen den beiden anderen Trokaren Präparationsinstrument z. B.: Overholt-Dissektor, Schere, Energydevice
– **Arbeitstrokar (12 mm):** 3–4 cm oberhalb des Nabels in der Medianlinie
– **Arbeitstrokar (5 mm):** ggf. kann im linken Unterbauch ein weiterer Arbeitstrokar eingebracht werden

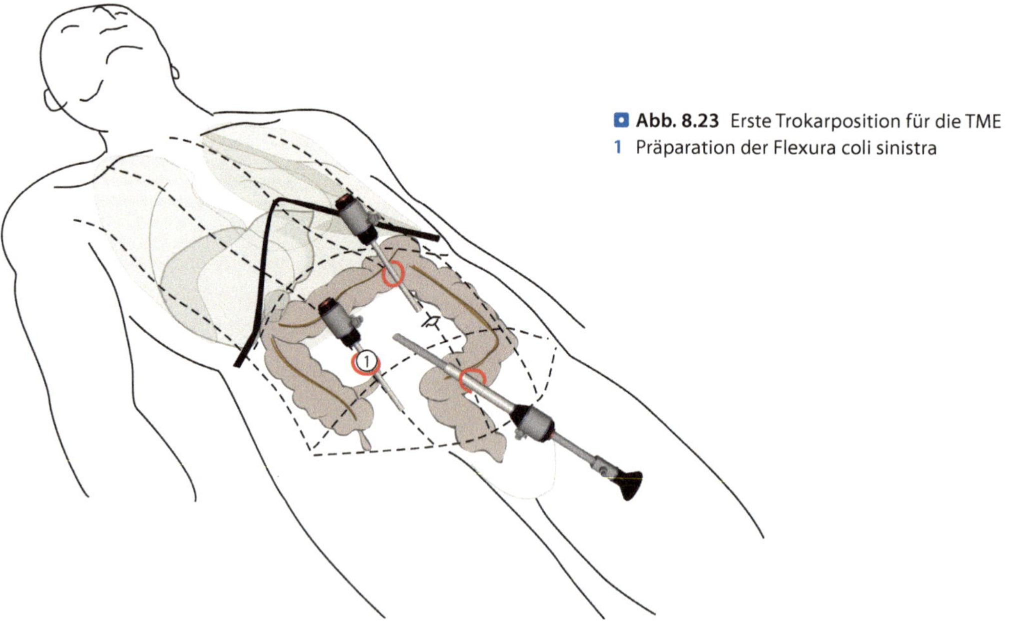

❏ **Abb. 8.23** Erste Trokarposition für die TME
1 Präparation der Flexura coli sinistra

■ 2 Exploration der Gefäßachse

Die mediane Gefäßachse wird dargestellt (■ Abb. 8.24), der Dünndarm ggf. in den Oberbauch verlagert.

■ **Abb. 8.24** Exploration des Situs
1 Arteria mesenterica inferior
2 Vena mesenterica inferior
3 Aortenbifurkation

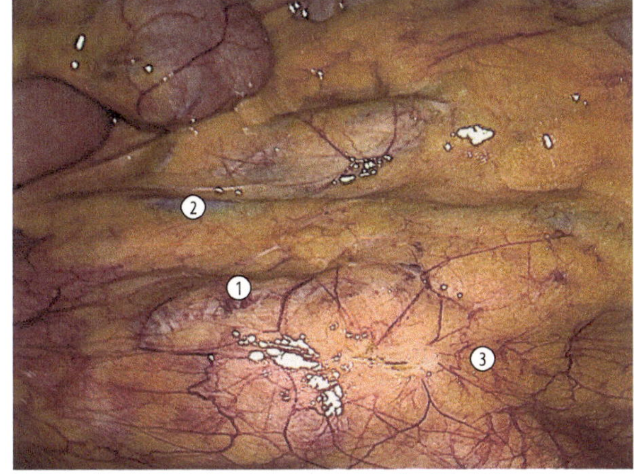

■ 3 Identifikation der Flexura duodenojejunalis

Die Flexura duodenojejunalis muss eindeutig identifiziert werden (■ Abb. 8.25). Die Vena mesenterica inferior stellt sich auf dieser Höhe dar.

■ **Abb. 8.25** Flexura duodenojejunalis
1 Flexura duodenojejunalis
2 Treitz'sches Band
3 Vena mesenterica inferior
4 Arteria mesenterica inferior
5 Aorta abdominalis

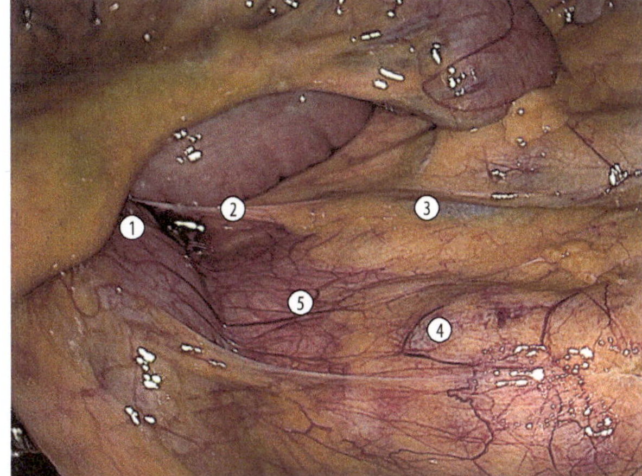

■ 4 Präparation der Arteria mesenterica inferior

Die Arteria mesenterica inferior wird etwa 2 cm nach Ihrem Abgang aus der Aorta präpariert. Es verlaufen die vegetativen Nerven um die Arterie (■ Abb. 8.26).

■ **Abb. 8.26** Darstellung des Plexus
1 Nervenfasern des Plexus hypogastricus superior
2 Areteria mesenterica inferior
3 Vena mesenterica inferior

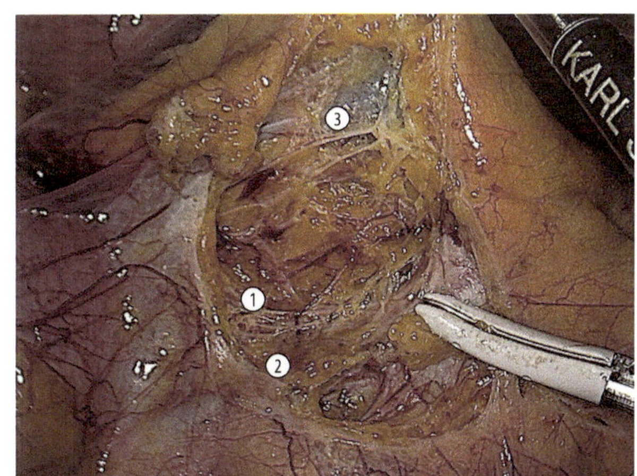

▪ 5 Unterminierung der Arteria mesenterica inferior

Die Arteria mesenterica inferior wird unterminiert (◘ Abb. 8.27), um ein sicheres Clippen des Gefäßes zu erreichen.

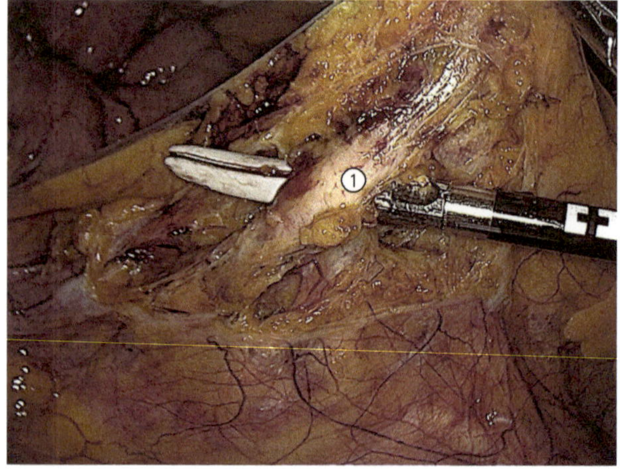

◘ **Abb. 8.27** Präparation der Arteria mesenterica inferior
1 Arteria mesenterica inferior

▪ 6 Clippen und Durchtrennen der Arteria mesenterica inferior

Die Arteria mesenterica inferior wird mit insgesamt 3 Clips verschlossen und durchtrennt (◘ Abb. 8.28).

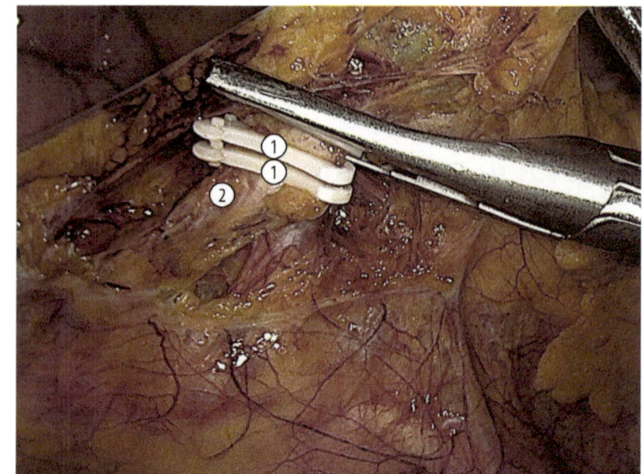

◘ **Abb. 8.28** Clip-Applikation der Arteria mesenterica inferior
1 proximale Clips
2 Arteria mesenterica inferior

▪ 7 Präparation der Vena mesenterica inferior

Die Vena mesenterica inferior wird bis zum Treitz'schen Band dargestellt (◘ Abb. 8.29).

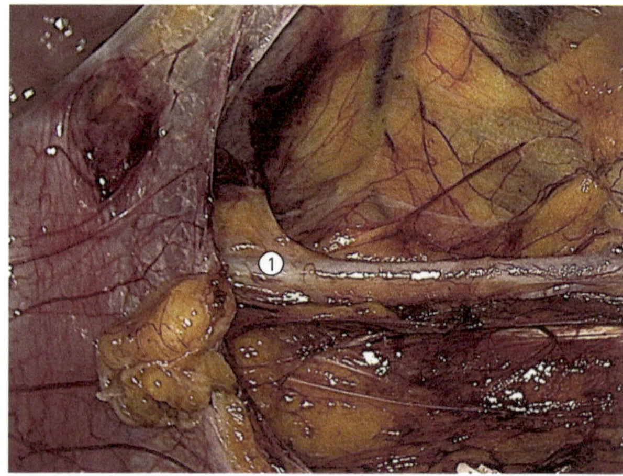

◘ **Abb. 8.29** Darstellung der Vena mesenterica inferior
1 Vena mesenterica inferior

■ 8 Identifikation des linken Ureters

Nach von medial nach lateral durchgeführter Präparation kann der Ureter eindeutig identifiziert werden (◘ Abb. 8.30).

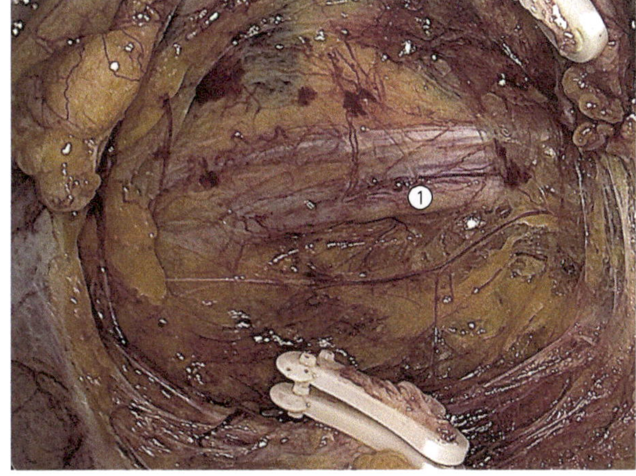

◘ **Abb. 8.30** Darstellung des linken Ureters
1 Ureter sinistra

■ 9 Clippen und Durchtrennen der Vena mesenterica inferior

Die Vena mesenterica inferior wird ebenfalls geclippt und durchtrennt (◘ Abb. 8.31).

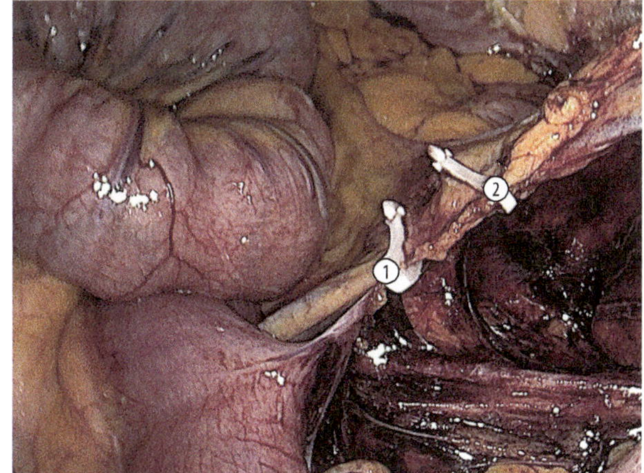

◘ **Abb. 8.31** Clip-Applikation der Vena mesenterica inferior
1 proximaler und
2 distaler Clip

■ 10 Mobilisation der linken Kolonflexur

Die linke Kolonflexur wird mobilisiert (◘ Abb. 8.32). Dabei muss auf die sehr empfindliche Milz geachtet werden.

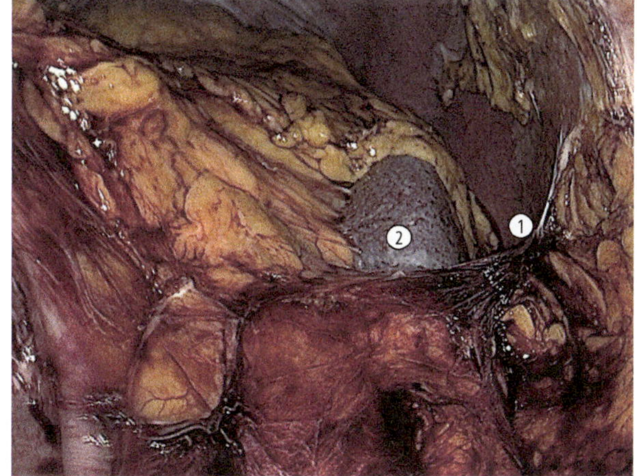

◘ **Abb. 8.32** Laterale Mobilisation des Colon descendens
1 Dissektionslinie
2 Milzunterpol

▪ 11 Umsetzen der Optik für die Präparation im Becken

Die Optik wird nun über den supraumbilicalen Port eingebracht, um die Operation in Beckenrichtung fortzusetzen
(◘ Abb. 8.33). Der OP-Monitor wird zwischen den Beinen
des Patienten platziert.

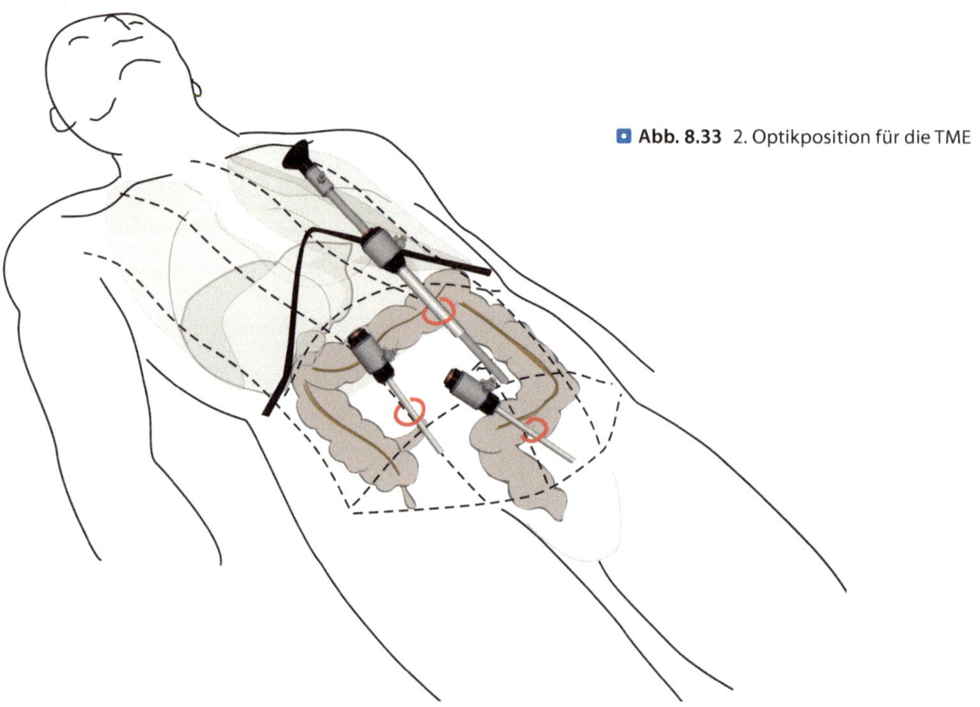

◘ **Abb. 8.33** 2. Optikposition für die TME

▪ 12 Laterale Mobilisation des Colon sigmoideum

Das Colon sigmoideum wird von lateral mobilisiert
(◘ Abb. 8.34).

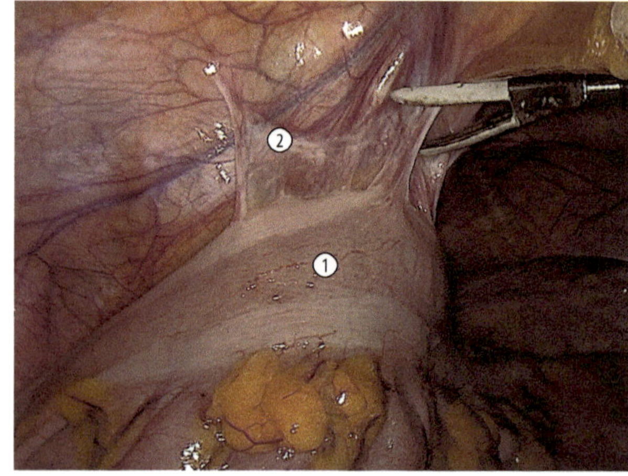

◘ **Abb. 8.34** Laterale Mobilisation des Colon sigmoideum
1 Colon sigmoideum
2 laterale Adhäsionen

■ 13 Eröffnen des Peritoneums

Auf der linken Seite des Beckens wird das Peritoneum eröffnet (◘ Abb. 8.35).

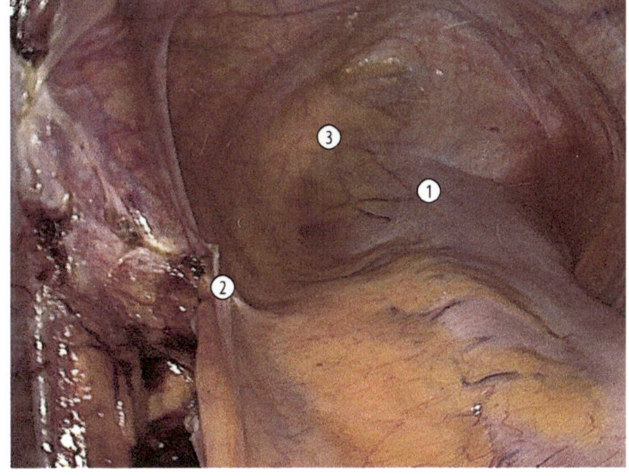

◘ **Abb. 8.35** Blick in das kleine Becken
1 Rektum
2 Dissektionslinie der lateralen Lösung
3 Peritoneale Umschlagsfalte

■ 14 Zirkuläre Präparation der peritonealen Umschlagfalte des Rektums

Die peritoneale Umschlagfalte wird eröffnet, es kann unter Umständen nötig sein, z. B. den Uterus mit einem Instrument durch einen Trokar im linken Unterbauch nach ventral zu halten (◘ Abb. 8.36).

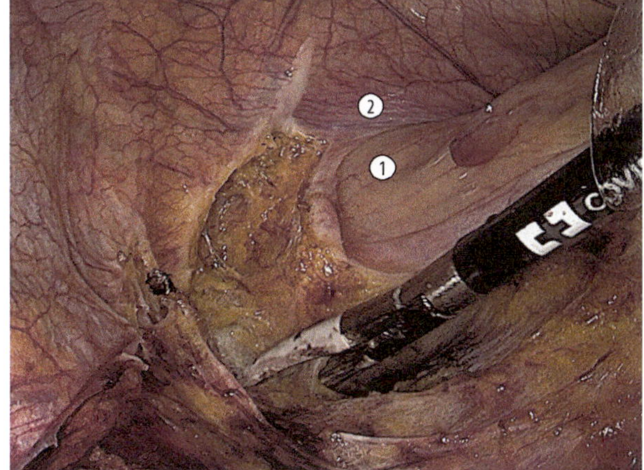

◘ **Abb. 8.36** Linksseitige Mobilisation im kleinen Becken
1 Rektum
2 Peritoneale Umschlagsfalte

■ 15 Komplette Mobilisation des Rektums

Des Rektum wird sukzessive zirkulär weiter präpariert (◘ Abb. 8.37).

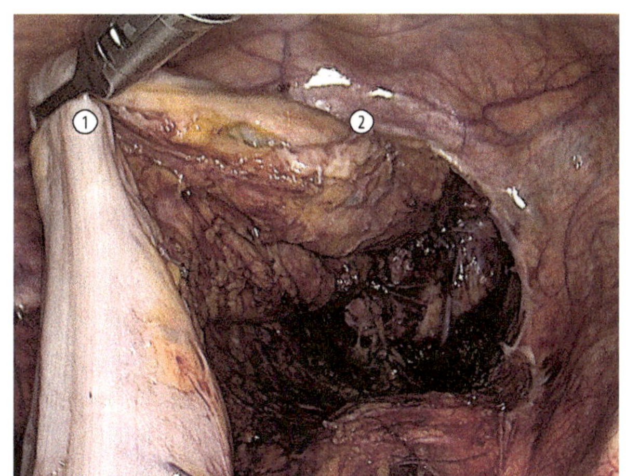

◘ **Abb. 8.37** Rechtsseitige und dorsale Mobilisation im kleinen Becken
1 Rektum
2 Peritoneale Umschlagsfalte

▪ 16 Setzen des Klammernahtgerätes

Das lineare Klammernahtgerät (45 mm Magazin) wird senkrecht zum Rektumschlauch eingesetzt (◘ Abb. 8.38).

◘ **Abb. 8.38** Ansetzen des Linearstaplers am Rektum
1 Peritonealer Dissektionsrand
2 Stapler
3 Rektum

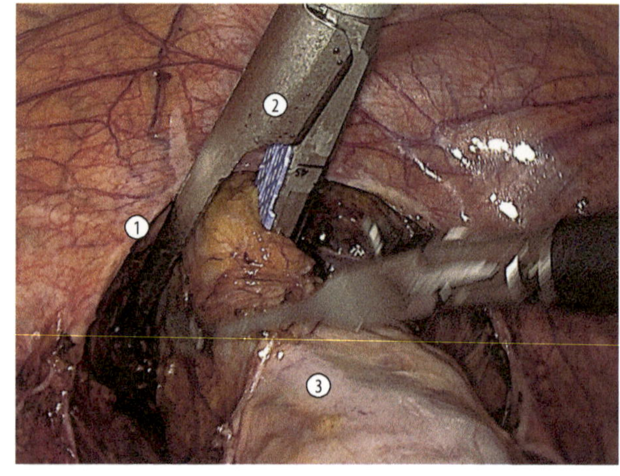

▪ 17 Kontrolle der korrekten Platzierung des Klammernahtgeräts und Durchtrennen des Rektums

Das Klammernahtgerät darf nur das Rektum umschließen (◘ Abb. 8.39).

◘ **Abb. 8.39** Absetzen des Rektums mittels Linearstapler
1 geschlossener Stapler

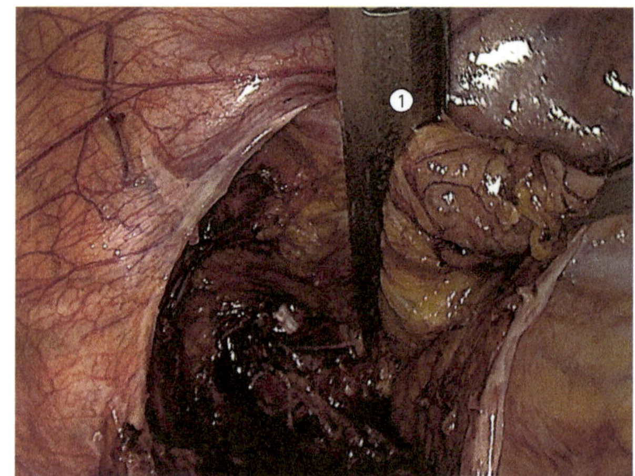

▪ 18 Komplettierung der Resektion

Mit einem zweiten Magazin wird die Abtrennung des Rektums komplettiert (◘ Abb. 8.40).

◘ **Abb. 8.40** Vervollständigung der Absetzung des Rektums mittels Linearstapler
1 rektaler Steg
2 zweiter Stapleransatz

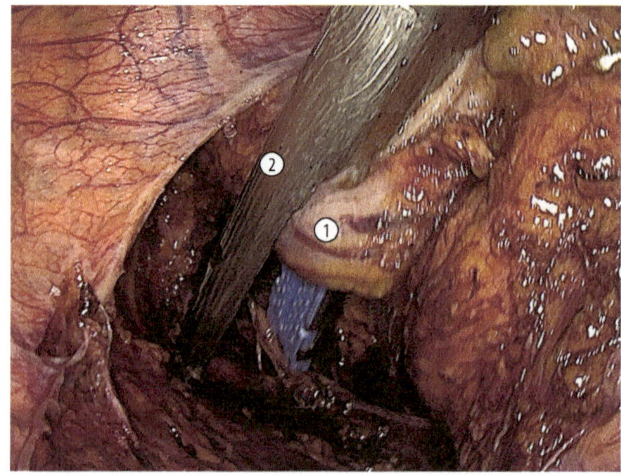

■ **19 Suprapubischer Bergeschnitt**

Die Haut, das subkutane Gewebe, die Faszie, Muskulatur und Peritoneum werden suprapubisch auf eine Länge von ca. 5 cm eröffnet und eine Schutzfolie eingebracht (◘ Abb. 8.41).

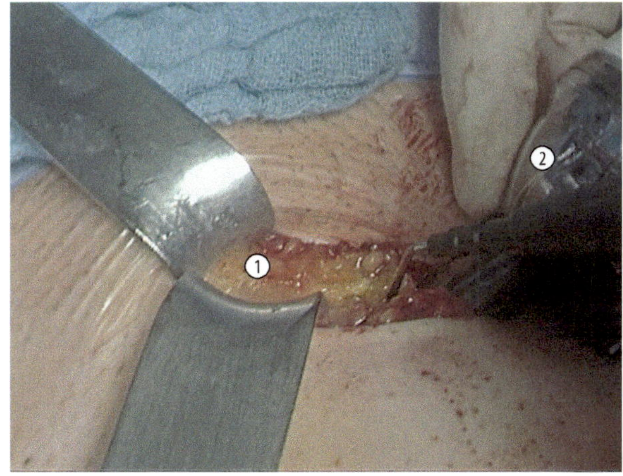

◘ **Abb. 8.41** Bergeschnitt
1 Subcutis
2 Suprapubischer Trokar

■ **20 Bergung des Präparates und Resektion**

Das Rektum wird vorsichtig aus dem Situs gezogen (◘ Abb. 8.42). Es sollte zu keinen Einrissen des Mesos kommen. Das Präparat wird dann vom Colon descendens mittels eines weiteren linearen Staplers abgesetzt.

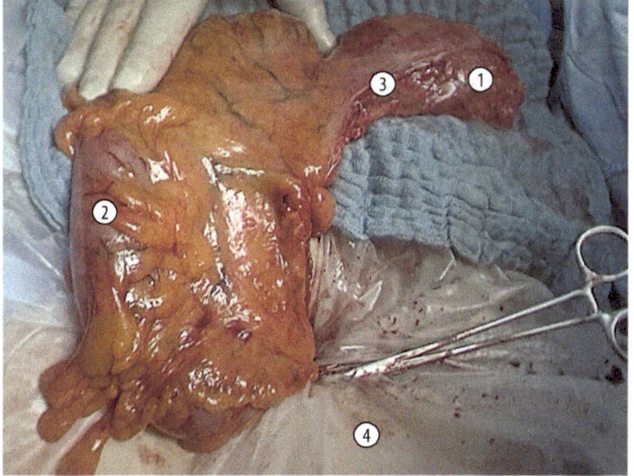

◘ **Abb. 8.42** Bergung
1 Rektum
2 Colon sigmoideum
3 peritoneale Schnittkante des Rektums
4 Schutzfolie

■ **21 Einbringen des zirkulären Klammernahtköpfchens**

Das Köpfchen wird endständig für eine End-zu-End-Anastomose oder seitlich für eine Seit-zu-End-Anastomose eingebracht und mittels Tabaksbeutelnaht fixiert (◘ Abb. 8.43).

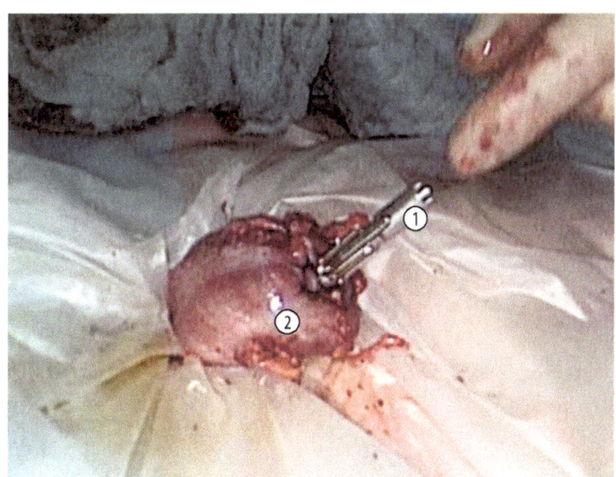

◘ **Abb. 8.43** Einbringen des Staplerkopfes und Verschluss mittels Tabaksbeutelnaht
1 Staplerkopf
2 Colon descendens

■ **22 Peranales Einbringen des zirkulären Klammernahtgerätes**

Das zirkuläre Klammernahtgerät wird peranal eingebracht und vorsichtig vorgeschoben (■ Abb. 8.44).

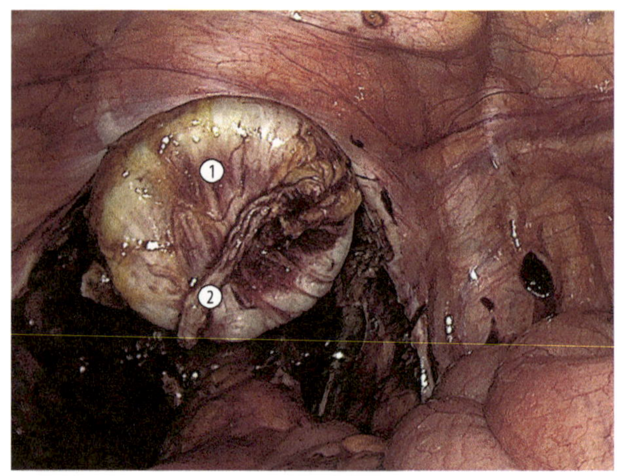

■ **Abb. 8.44** Rektumstumpf mit Zirkulärstaplerkopf von transanal
1 Rektumstumpf
2 Klammernahtreihe

■ **23 Ausfahren des Dorns**

Der Dorn wird aus dem Klammernahtgerät ausgefahren (■ Abb. 8.45).

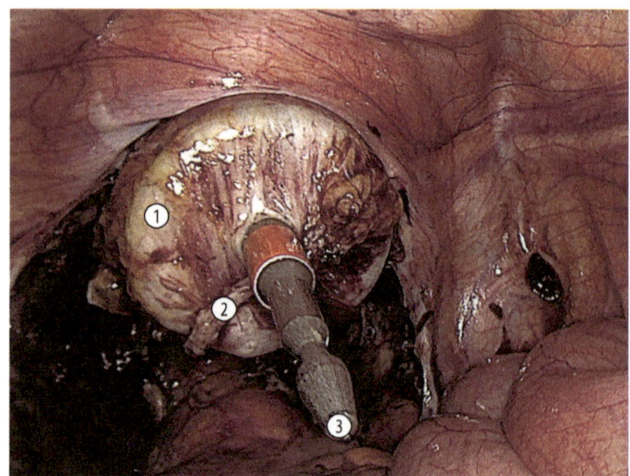

■ **Abb. 8.45** Rektumstumpf mit ausgefahrenem Staplerdorn
1 Rektumstumpf
2 Klammernahtreihe
3 Staplerdorn

■ **24 Konnektieren des Dorns mit dem Klammernahtköpfchen**

Das Köpfchen wird mit dem Dorn konnektiert (■ Abb. 8.46).

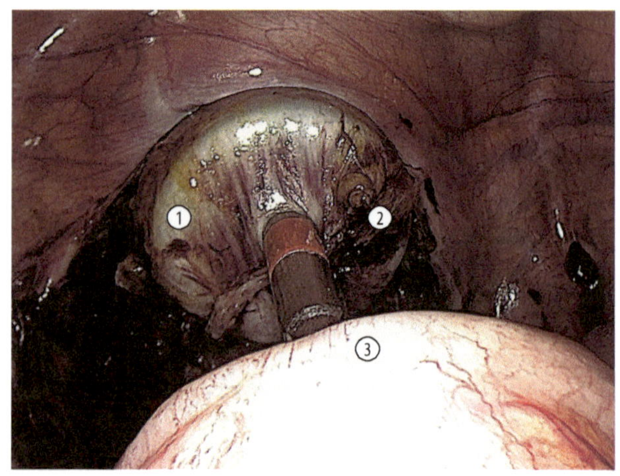

■ **Abb. 8.46** Konnektion von Zirkulärstapler und Andruckplatte
1 Rektumstumpf
2 Klammernahtreihe
3 Colon descendens mit Andruckplatte

■ 25 Adaption des Rektumstumpfes mit dem Colon descendens

Der Rektumstumpf und das Colon descendens werden zusammengebracht und die Anastomose wird angelegt. Die Anastomose muss spannungsfrei und gut durchblutet sein, es darf kein anderes Gewebe zwischen den Serosaseiten der zu verbindenden Darmabschnitte eingeklemmt sein (■ Abb. 8.47).

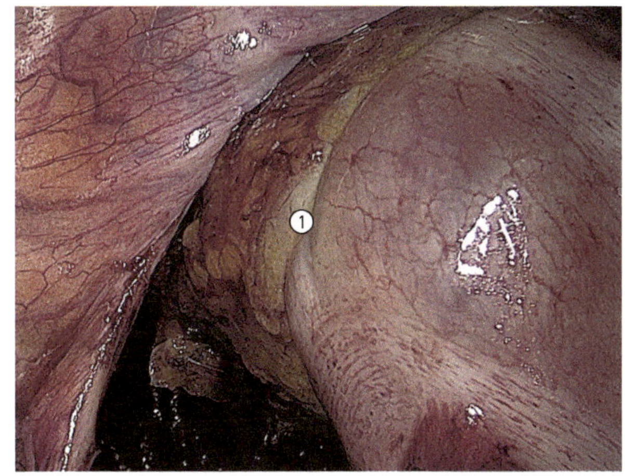

■ **Abb. 8.47** Descendorektale End-zu-End Anastomose
1 Anastomose

■ 26 Entfernung der Trokare unter Sicht

Der Stapler wird peranal entfernt, die Anastomosenringe werden auf Vollständigkeit überprüft, ggf. wird eine Drainage und/oder ein Darmrohr eingebracht. Die Trokare werden unter Sicht entfernt. Bei tiefer Resektion wird ein protektives Ileostoma angelegt (■ Abb. 8.48).

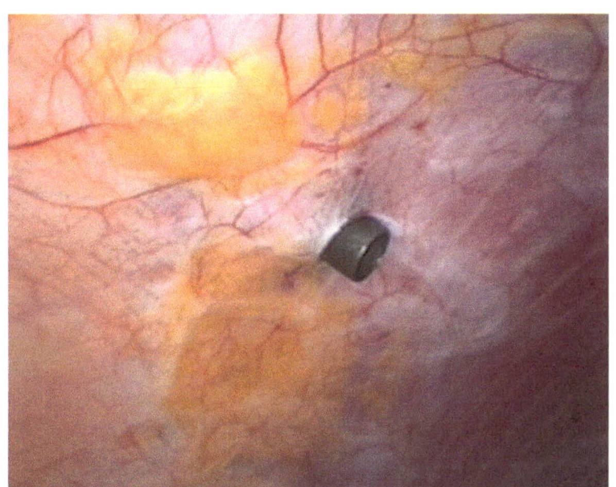

■ **Abb. 8.48** Entfernung der Trokare unter Sicht

8.5 Laparoskopische Sigmaresektion bei benignen Erkrankungen

Die laparoskopische Sigmaresektion bei benignen Erkrankungen (z. B. Resektionsrektopexie bei Prolaps oder Sigmaresektion bei Divertikulitis) muss die Operation nicht so radikal durchgeführt werden wie bei der komplexeren TME. Die Gefässe werden peripher durchtrennt und das Sigma bzw. das Rektum wird weiter oral abgesetzt. Alle weiteren Schritte sind mit der TME vergleichbar, so dass hier nicht erneut Schritt-für-Schritt auf die Operation eingegangen wird.

Knotenpunkte der laparoskopischen Sigmaresektion bei benignen Erkrankungen
1. Darstellen des Ureters von lateral
2. Darstellen der Sigmoidgefäße und Durchtrennen mittels Klammernahtgerät oder Clips
3. Absetzen des Rektums

▪ 1 Darstellen des Ureters von lateral

Der Ureter wird nach Medialisierung des Colon sigmoideums an der Überkreuzungsstelle der Iliakalgefäße dargestellt (◘ Abb. 8.49) und muss geschont werden.

◘ **Abb. 8.49** Darstellen des Ureters von lateral
1 Ureter,
2 Präparationsinstrument
3 Meso des Sigmas
4 Iliakalgefäßachse

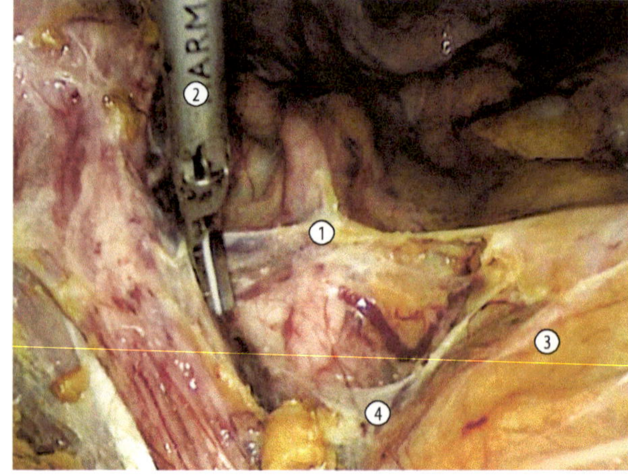

▪ 2 Darstellen der Sigmoidgefäße und Durchtrennen mittels Klammernahtgerät

Nach der Mobilisation des Colon sigmoideum kann die Gefäßachse der Sigmoidgefäße entweder selektiv mit Clips oder mittels Klammernahtgerät (45 mm für Gefäße) abgesetzt werden (◘ Abb. 8.50).

◘ **Abb. 8.50** Darstellen der Sigmoidgefäße und Durchtrennen
1 Klammernahtgerät mit Gefässmagazin
2 Sigmoidgefäße
3 Colon sigmoideum

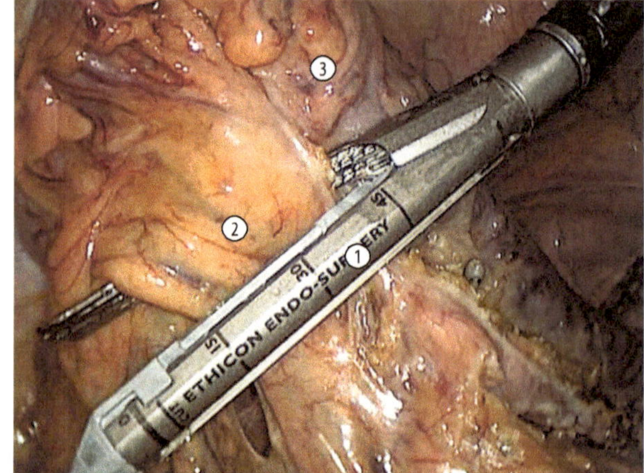

▪ 3 Absetzen des Rektums

Das Rektum wird mit Klammernahtgerät abgesetzt (◘ Abb. 8.51).

◘ **Abb. 8.51** Absetzen des Rektums
1 Klammernahtgerät mit Darmmagazin
2 Colon sigmoideum
3 Rektum

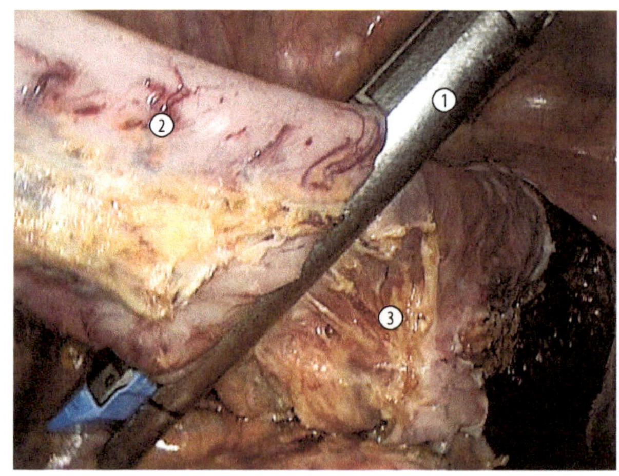

Leistenhernien

F.A. Granderath, M. Braun

A. Kirschniak, F. A. Granderath (Hrsg.), *Laparoskopie in der chirurgischen Weiterbildung*,
DOI 10.1007/978-3-662-50523-6_9, © Springer-Verlag GmbH Deutschland 2017

9.1   Anatomische Grundlagen

9.1.1   Projektion des Leistenkanals und der Bruchpforten auf die Bauchdecke

Für die endoskopische Darstellung der Leistenregion wird der transperitoneale Zugang gewählt. Alternativ ist ein präperitonealer Zugang möglich. Die Regio inguinalis liegt kaudal der Regio lateralis und lateral zur Regio pubica (◘ Abb. 9.1). Das Leistenband spannt sich zwischen der Spina iliaca anterior superior und dem Tuberculum pubicum aus. Dies sind zugleich die Tastpunkte zur sicheren Orientierung in dieser Region. Die Hautfalte der Leiste läuft meist weiter kaudal, so dass sie nicht zum Auffinden des Leistenbandes herangezogen werden sollte. Durch die Lacuna vasorum unterhalb des Leistenbandes verlaufen die Arteria und Vena femoralis. Der Nervus femoralis liegt unter der Faszie des Musculus iliopsoas und zieht lateral durch die Lacuna musculorum.

Der Leistenkanal durchbricht die Leibeswand in einem schrägen Verlauf von kranial und lateral nach kaudal und medial. Der Eingang in den Leistenkanal projiziert sich oberhalb und 2 cm lateral von der Mitte des Leistenbandes. Der Anulus inguinalis superficialis liegt etwa 1 cm lateral und kranial vom Tuberculum pubicum.

In ◘ Abb. 9.2 sind die unterschiedlichen Hernien in der Leistenregion schematisch dargestellt. Man unterscheidet die laterale (indirekte) und mediale (direkte) Leistenhernie sowie die Schenkelhernie. Die Schenkelhernie findet

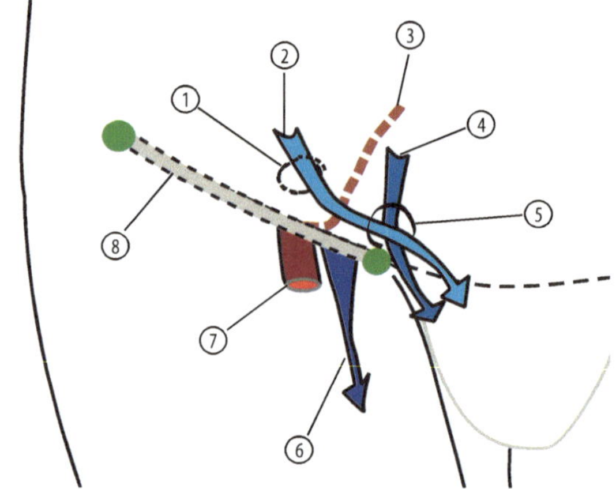

◘ **Abb. 9.2** Projektion der Bruchpforten auf die Bauchdecke
1 Anulus inguinalis profundus
2 Bruchweg der indirekten (lateralen) Hernie
3 Arteria epigastrica inferior
4 Bruchweg der direkten (medialen) Hernie
5 Anulus inguinalis superficialis
6 Bruchweg der Schenkelhernie
7 Arteria femoralis
8 Ligamentum inguinale

ihren Weg unterhalb des Leistenbandes und tritt durch die Lacuna vasorum. Die Leistenhernien befinden sich oberhalb des Leistenbandes. Die mediale Leistenhernie hat ihre Eintrittspforte medial der Vasa epigastrica inferiores und tritt aus dem Anulus inguinalis superficialis aus. Die laterale Leistenhernie dagegen hat als Eintrittspforte den

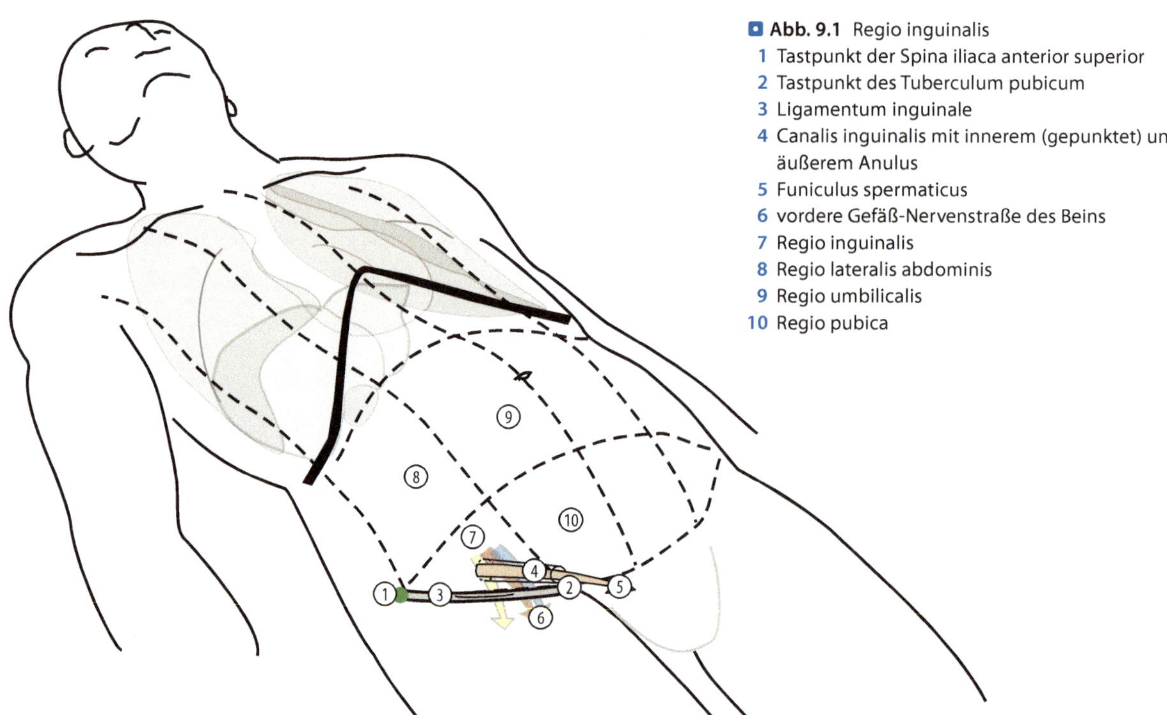

◘ **Abb. 9.1** Regio inguinalis
1 Tastpunkt der Spina iliaca anterior superior
2 Tastpunkt des Tuberculum pubicum
3 Ligamentum inguinale
4 Canalis inguinalis mit innerem (gepunktet) und äußerem Anulus
5 Funiculus spermaticus
6 vordere Gefäß-Nervenstraße des Beins
7 Regio inguinalis
8 Regio lateralis abdominis
9 Regio umbilicalis
10 Regio pubica

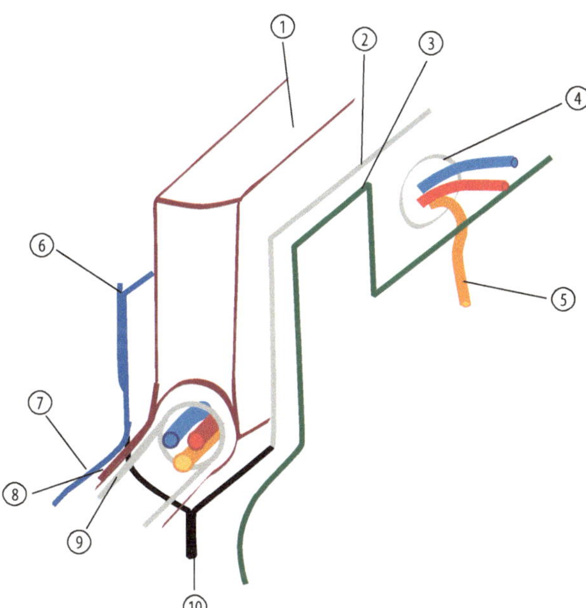

◘ Abb. 9.3 Schematische Darstellung des Leistenkanals
1 Muskelplatte der Musculi transversus und obliquus internus abdominis
2 Fascia transversalis
3 Peritoneum
4 Anulus inguinalis profundus
5 Ductus deferens
6 Aponeurose des Musculus obliquus externus abdominis
7 Fascia spermatica externa
8 Musculus cremaster
9 Fascia spermatica interna
10 Ligamentum inguinale

Anulus inguinalis profundus und folgt dem Weg des Descensus des Hodens. Bei den indirekten, angeborenen Hernien liegt der Bruchinhalt im nicht obliterierten Recessus vaginalis und damit zwischen den Gebilden des Funiculus speraticus. Bei der direkten Hernie entsteht ein neuer Bruchsack außerhalb des Samenstrangs. Dies ist für die Präparation und Abtragung des Bruchsackes wichtig.

Der Leistenkanal kann als Aussackung der Leibeswand aufgefasst werden, deren Schichten sich als die Hüllen des Samenstrangs in das Skrotum fortsetzen (◘ Abb. 9.3). Der innere Leistenring ist der Eingang in den Leistenkanal an der Innenseite der Leibeswand. Er wird von der Fascia transversalis gebildet und ist von Peritoneum bedeckt. Der retroperitoneal gelegene Ductus deferens steigt von unten aus dem kleinen Becken auf, um durch den inneren Leistenring in den Leistenkanal einzutreten. Der Ductus deferens trifft dabei auf die von oben ebenfalls retroperitoneal herabziehenden Vasa spermatica. Der Ductus deferens und die begleitenden Gefäße nehmen als innere Hülle Faserzüge der Fascia transversalis als Fascia spermatica interna in den Leistenkanal mit hinein.

Den Boden des Leistenkanals bildet das Ligamentum inguinale. Es geht vorne in die Sehnenplatte der Aponeurose des Musculus obliquus externus abdominis und hinten in die Fascia transversalis über. Das Leistenband kann als Y-förmige Verstärkung der Externusaponeurose aufgefasst werden. Das Dach des Leistenkanals wird von der Internus-Transversus-Platte gebildet. Die Muskelplatte entsteht durch die radiär von der Spina iliaca anterior superior absteigenden Fasern des Musculus obliquus abdominis internus mit dem Musculus tranversus abdominis. Die Aponeurosen beider Muskelkomponenten strahlen in die vordere Rektusscheide ein. Der Musculus cremaster ist eine Fortsetzung von quergestreiften Muskelfasern aus der Internus-Transversus-Muskelplatte in den Samenstrang (Funiculus spermaticus). Die äußere Hülle des Samenstrangs, die Fascia spermatica externa ist eine Fortsetzung von Fasern der Externusaponeurose.

Als äußerer Leistenring wird die Durchtrittsstelle des Samenstrangs oberhalb und etwa 1 cm lateral vom Tuberculum pubicum durch die Externusaponeurose bezeichnet. Die Faserbündel der Externusaponeurose verlaufen als Crus mediale oberhalb und als Crus laterale unterhalb des äußeren Leistenringes. Der Spalt zwischen den Fasersträngen wird von zarten Fibrae intercrurales oberhalb des Leistenringes überbrückt.

9.1.2 Topographie der Leistenregion

Die Arteria iliaca communis teilt sich in ihren inneren und äußeren Ast. Ein relevanter Ast für die Leistenregion aus der Arteria iliaca interna ist die Arteria obturatoria, die entweder aus der Arteria pudenda interna, Arteria glutea superior oder inferior oder der Arteria iliaca interna selbst entspringt. Die Arteria epigastrica inferior entspringt aus der Arteria iliaca externa, die sich unter dem Leistenband als Arteria femoralis fortsetzt. Sie liegt unter dem Peritoneum direkt hinter dem Leistenband zwischen der Projektion des inneren und äußeren Leistenringes und setzt sich in die Rektusscheide fort (◘ Abb. 9.4; ◘ Abb. 9.5; ◘ Abb. 9.6). Eine häufig vorkommende Anastomose zwischen der Arteria epigastrica inferior und der Arteria obturatoria wird als »Corona mortis« bezeichnet, weil die Variante bei der klassischen Leistenhernienoperation übersehen werden kann und bei einer Blutung hinter der Symphyse von außen nicht erreicht werden kann, so dass ein intraabdominaler Zugang notwendig wird (Corona mortis).

Die Arteria iliaca externa verläuft zunächst ohne Verästelung bis kurz vor dem Leistenband. Hier gibt sie die Arteria circumflexa ilium profunda und die Arteria pubica zur zirkulären Versorgung ab. Außerdem entspringt hier die Arteria epigastrica inferior und zieht zur ventralen Bauchwand.

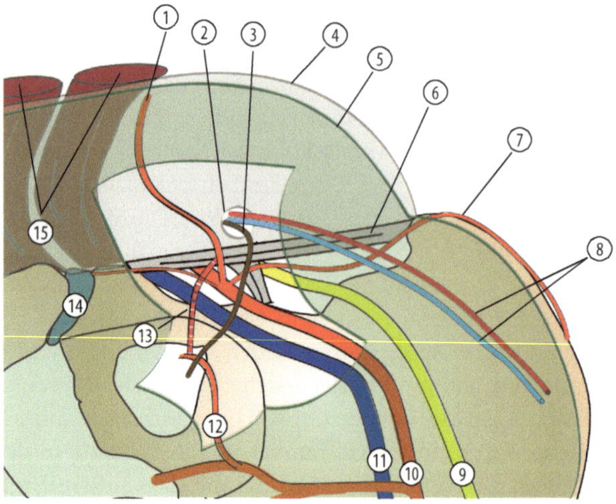

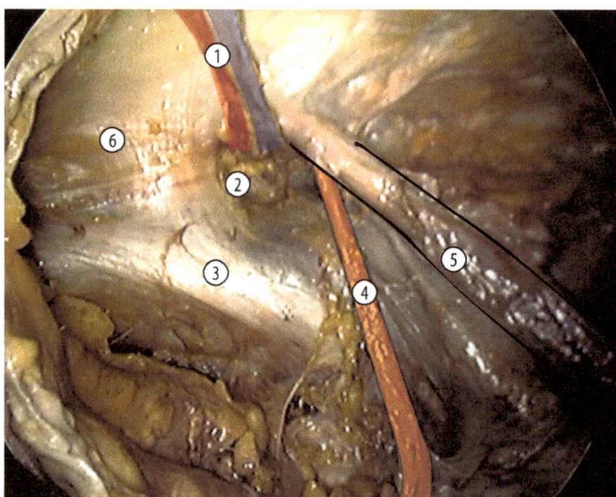

■ **Abb. 9.4** Topographische Anatomie der Regio inguinalis von innen
1 Arteria epigastrica inferior
2 innerer Leistenring
3 Ductus deferens
4 Fascia transversalis
5 Peritoneum
6 Ligamentum inguinale mit Arcus ileopectineum
7 Arteria circumflexa ilium profunda
8 Arteria et Vena testicularis
9 Nervus femoralis
10 Arteria iliaca externa
11 Vena iliaca externa
12 Arteria obturatoria
13 Corona mortis
14 Symphyse
15 Rektusmuskulatur

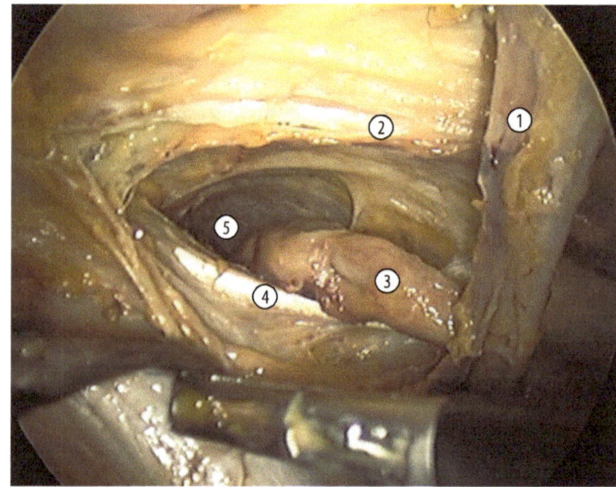

■ **Abb. 9.5** Präparation der Regio inguinalis am anatomischen Präparat
1 Arteria und Vena epigastrica inferior
2 Anulus inguinalis profundus
3 Os pubis
4 Ductus deferens
5 Arteria und Vena testicularis
6 Fascia transversalis

■ **Abb. 9.6** Eröffnen der Fascia transversalis und Einblick in den Leistenkanal am anatomischen Präparat
1 Arteria und Vena epigastrica inferior
2 untere Kante des Musculus transversus und Musculus obliquus internus abdominis
3 Arteria und Vena testicularis
4 Ligamentum inguinale
5 Externusaponeurose

9.2 Vor der Operation

Für die laparoskopische Leistenhernienoperation wird der Patient in Rückenlage kopftief gelagert und der linke Arm angelagert (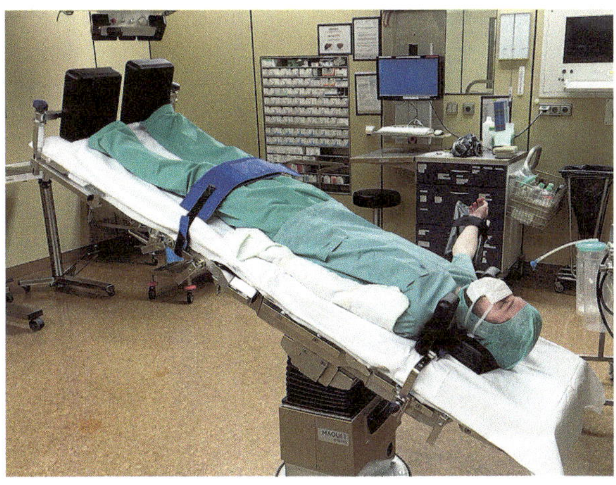 Abb. 9.7). Der Operateur steht links hinter dem Kopf des Patienten.

Für die laparoskopische transabdominelle präperitoneale Leistenhernienoperation ist relativ wenig spezielles Equipment notwendig. Bezüglich des zu implantierenden Netzes stehen unterschiedliche Materialien und Produkte zur Verfügung. Zur Präparation nutzt der Operateur eine laparoskopische Pinzette und eine Schere (mono- oder bipolar). Die peritoneale Naht wird mittels fortlaufender Technik, entweder mit monofilem Faden und Clips an den Enden, oder mit selbsthaltendem Faden (z. B. V-Loc, Covidien-Medtronic) durchgeführt.

Abb. 9.7 Lagerung für die TAPP

> **Spezifische Instrumente für die laparoskopische transabdominelle Hernienoperation**
> - Saug-Spül-Einheit
> - Schere (mono- oder bipolar)
> - Nadelhalter
> - Pinzette
> - Gegebenenfalls Clipapplikator

9.3   Laparoskopische transabdominelle präperitoneale Hernienplastik (TAPP) rechts

Knotenpunkte der laparoskopischen transabdominellen präperitonealen Hernienplastik (TAPP)

1. Trokare einbringen
2. Darstellen der Regio inguinalis
3. Sichelförmige Inzision des Peritoneums
4. Eröffnen des Peritoneums bis nach medial
5. Präparation des peritonealen Blattes
6. Präparation der Hernie
7. Identifikation des Ductus deferens
8. Komplettierung der medialen Präparation
9. Identifikation der epigastrischen Gefäße
10. Einbringen des Netzimplantats
11. Spannungs- und faltenfreies Auslegen des Netzes
12. Verschluss des Peritoneums
13. Abschlusskontrolle
14. Entfernen der Trokare unter Sicht

■ 1 Trokare einbringen

Kameratrokar: Nabel

Arbeitstrokar (12 mm): rechter Unterbauch Mediklavikularlinie auf Nabelhöhe

Arbeitstrokar (5 mm): linker Unterbauch Mediklavikularlinie auf Nabelhöhe (□ Abb. 9.8)

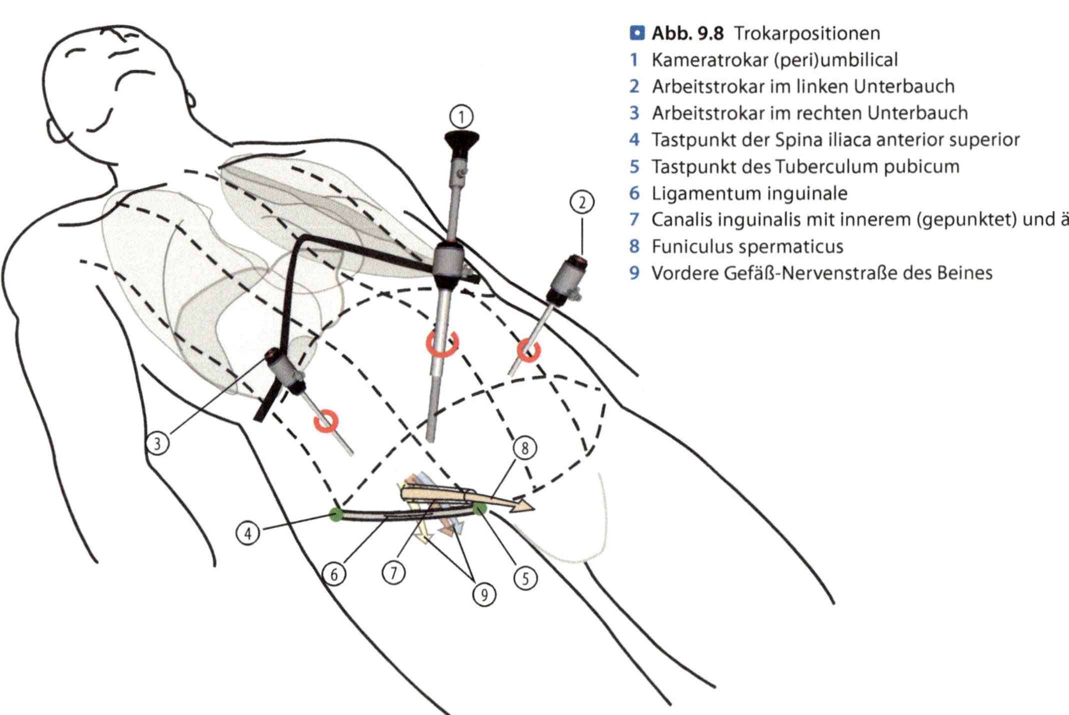

□ **Abb. 9.8** Trokarpositionen
1 Kameratrokar (peri)umbilical
2 Arbeitstrokar im linken Unterbauch
3 Arbeitstrokar im rechten Unterbauch
4 Tastpunkt der Spina iliaca anterior superior
5 Tastpunkt des Tuberculum pubicum
6 Ligamentum inguinale
7 Canalis inguinalis mit innerem (gepunktet) und äußerem Anulus
8 Funiculus spermaticus
9 Vordere Gefäß-Nervenstraße des Beines

■ 2 Darstellen der Regio inguinalis

Die rechte Seite der Regio inguinalis wird dargestellt. Es zeigt sich eine indirekte Leistenhernie (■ Abb. 9.9).

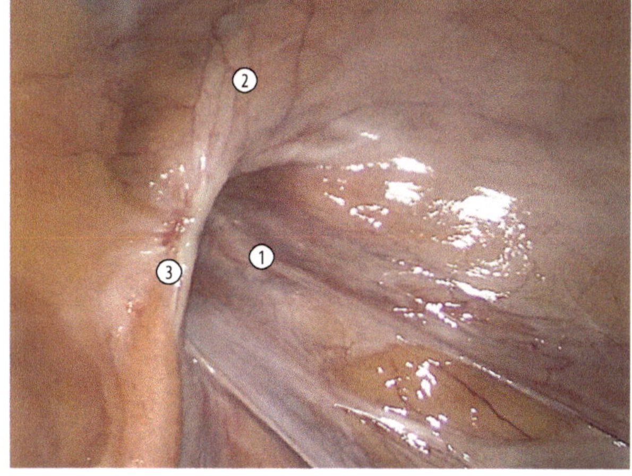

■ **Abb. 9.9** Indirekte Leistenhernie
1 Bruchlücke
2 Projektion der epigastrischen Gefäße
3 Anulus inguinalis profundus

■ 3 Sichelförmige Inzision des Peritoneums

Das Peritoneum wird sichelförmig von der Spina ilaca anterior superior bis über die Plica medialis dextra hinaus am Oberrand des Bruchs eröffnet (■ Abb. 9.10).

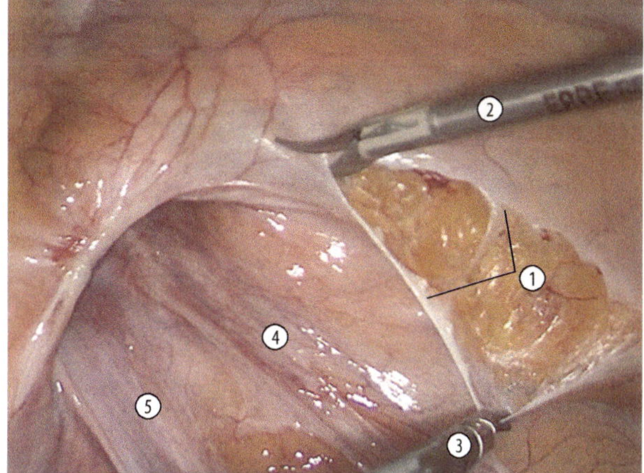

■ **Abb. 9.10** Eröffnung des Peritoneum
1 eröffnetes Peritoneum
2 Schere aus dem Arbeitstrokar im rechten Unterbauch
3 Overholt-Dissektor aus dem Arbeitstrokar im linken Unterbauch
4 Arteria und Vena testicularis
5 Ductus deferens

■ 4 Eröffnen des Peritoneums bis nach medial

Die Inzision wird nach medial fortgesetzt (■ Abb. 9.11), so dass man durch stumpfe Präparation den prävesikalen Raum eröffnen kann und die Blase nach medial dorsal verdrängen kann.

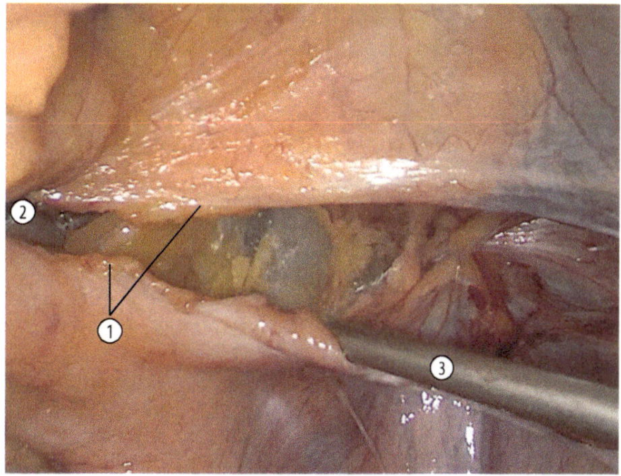

■ **Abb. 9.11** Präparation nach medial
1 eröffnetes Peritoneum
2 Overholt-Dissektor aus dem Arbeitstrokar im linken Unterbauch
3 Schere aus dem Arbeitstrokar im rechten Unterbauch

■ 5 Präparation des peritonealen Blattes

Das peritoneale Blatt wird vom präperitonealen Fett abgeschoben (■ Abb. 9.12) und der Bruch wird sukzessive von kranial nach kaudal auspräpariert.

■ **Abb. 9.12** Präparation des peritonealen Blattes
1 eröffnetes Peritoneum
2 Symphyse
3 bipolare Schere aus dem Arbeitstrokar im rechten Unterbauch

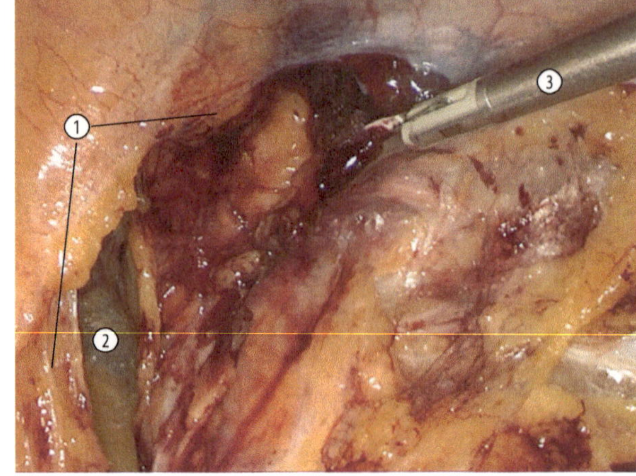

■ 6 Präparation der Hernie

Der Bruchsack kann schließlich komplett aus der Bruchhöhle entfernt werden (■ Abb. 9.13).

■ **Abb. 9.13** Herausziehen des Bruchs
1 eröffnetes Peritoneum
2 Symphyse,
3 Bruchsack
5 Ligamentum inguinale
6 bipolare Schere aus dem Trokar im rechten Unterbauch

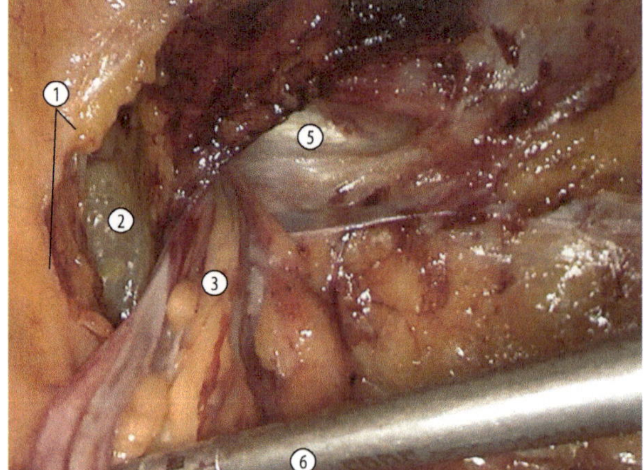

■ 7 Identifikation des Ductus deferens

Der Ductus deferens muss eindeutig identifiziert werden und kann durch vorsichtiges Abschieben vom Peritoneum geschont werden (■ Abb. 9.14).

■ **Abb. 9.14** Ductus deferens
1 Bruchpforte
2 Ductus deferens

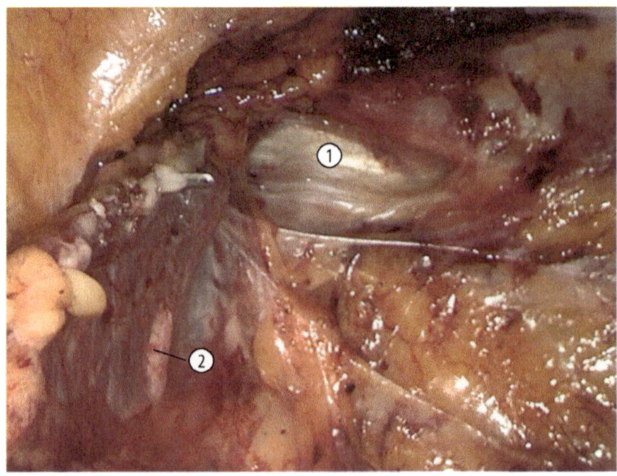

■ 8 Komplettierung der medialen Präparation

Die Präparation nach medial sollte bis hinter die Symphyse erfolgen, die Blase wird nach dorsal gedrängt (◘ Abb. 9.15).

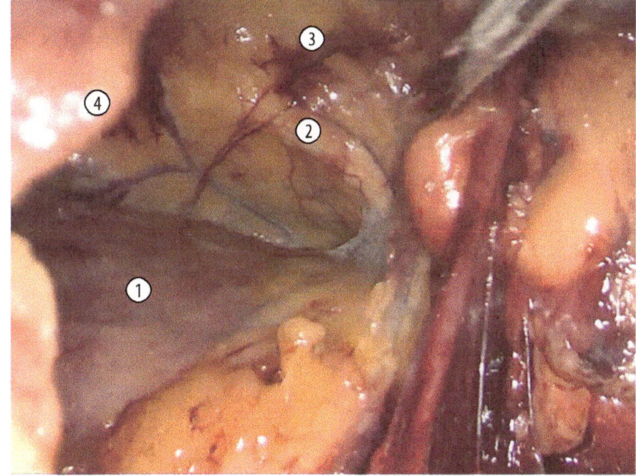

◘ **Abb. 9.15** Komplettierte Präparation
1 Blase
2 Symphyse
3 Musculus rectus abdominis
4 eröffnetes Peritoneum

■ 9 Identifikation der epigastrischen Gefäße

Die epigastrischen Gefäße werden am Dach der Regio inguinalis dargestellt (◘ Abb. 9.16) und geschont. Kommt es aus diesen Gefäßen zu einer Blutung, können die epigastrischen Gefäße mit Clips verschlossen werden.

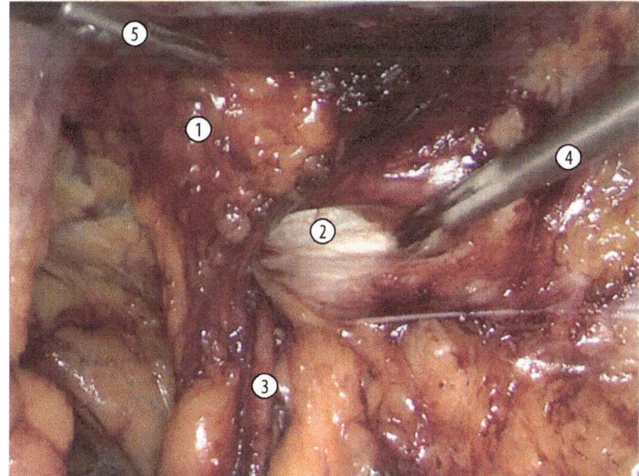

◘ **Abb. 9.16** Epigastrische Gefäße
1 Arteria und Vena epigastrica inferior
2 Ligamentum inguinalis
3 Ductus deferens
4 bipolare Schere aus dem Arbeitstrokar im rechten Unterbauch
5 Pinzette aus dem Arbeitstrokar im linken Unterbauch

■ 10 Einbringen des Netzimplantats

Das Netzimplantat wird von medial nach lateral ausgelegt. Gezeigt ist ein zusammengerolltes selbsthaftendes, nichtresorbierbares Netz in der Größe von 15×10 cm (◘ Abb. 9.17).

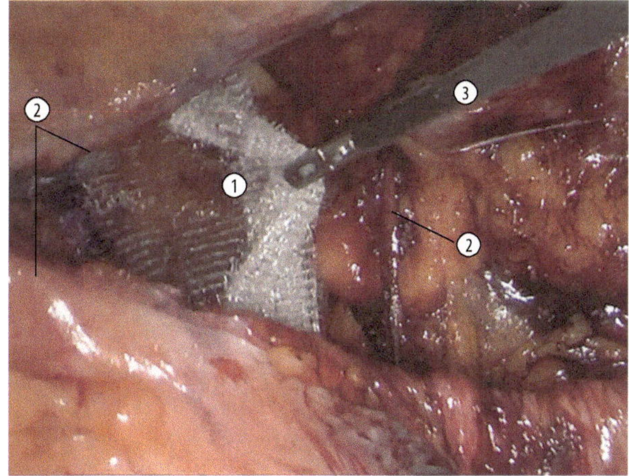

◘ **Abb. 9.17** Einbringen des Netzes
1 Netz
2 eröffnetes Peritoneum
3 Pinzette aus dem Arbeitstrokar im rechten Unterbauch

■ 11 Spannungs- und faltenfreies Auslegen des Netzes

Das Netzimplantat kommt spannungs- und faltenfrei über die gesamte Regio inguinalis zu liegen. Nach medial sollte die Netzkante über der Medianlinie liegen, die Bruchlücke sollte vom Netz weit überdeckt sein (■ Abb. 9.18).

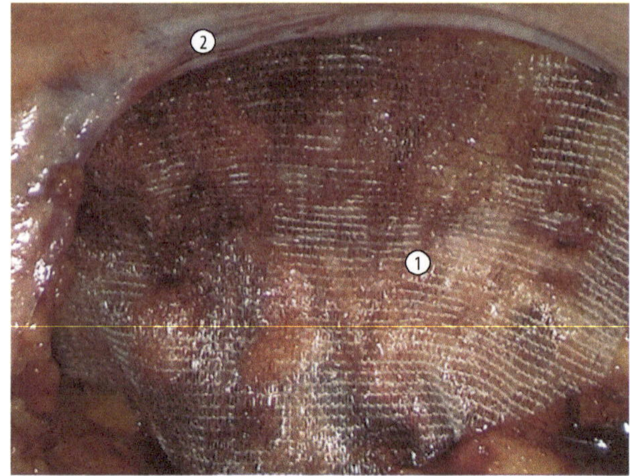

■ **Abb. 9.18** Ausgelegtes Netz
1 eingelegtes Netz
2 Schnittkante des Peritoneums

■ 12 Verschluss der Peritoneums

Das Peritoneum wird von lateral nach medial verschlossen. Hier wird ein monofiler Faden mit einem Clip am Ende fortlaufend genutzt, das mediale Ende wird abschließend erneut mit Clip gesichert (■ Abb. 9.19). Alternativ können selbsthaftende Fäden genutzt werden.

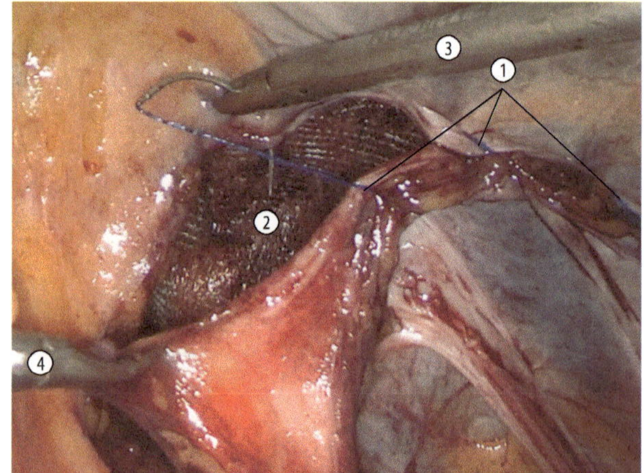

■ **Abb. 9.19** Naht des Peritoneums
1 Peritonealnaht
2 Netz
3 Nadelhalter aus dem Arbeitstrokar im rechten Unterbauch
4 Overholt-Dissektor aus dem Arbeitstrokar im linken Unterbauch

■ 13 Abschlusskontrolle

Das Peritoneum sollte vollständig verschlossen sein, um Kontakt zwischen Netz und Darm zu vermeiden und keine neuen Bruchwege zu ermöglichen (■ Abb. 9.20).

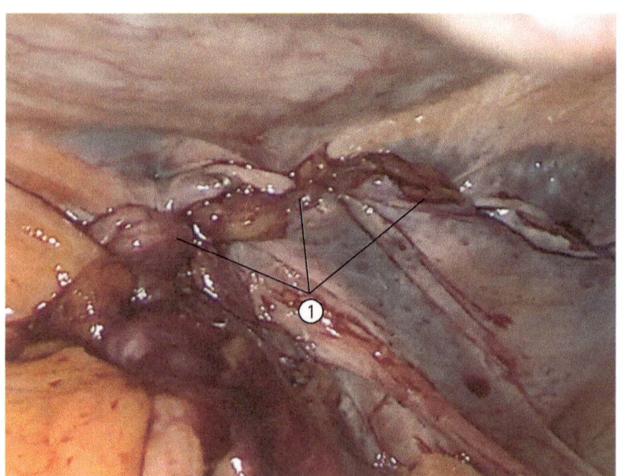

■ **Abb. 9.20** Abschlusskontrolle
1 vollendete Peritonealnaht

■ **14 Entfernen der Trokare unter Sicht**

Die Trokare werden unter Sicht entfernt (■ Abb. 9.21).

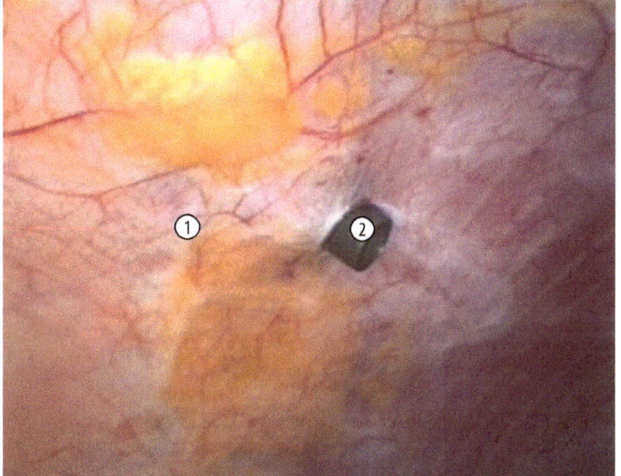

■ **Abb. 9.21** Trokarentfernung
1 Bauchdecke
2 Trokarhülse

Serviceteil

Stichwortverzeichnis   – 130

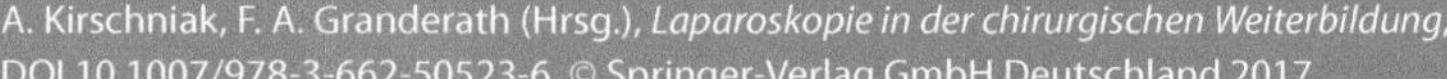

A. Kirschniak, F. A. Granderath (Hrsg.), *Laparoskopie in der chirurgischen Weiterbildung*,
DOI 10.1007/978-3-662-50523-6, © Springer-Verlag GmbH Deutschland 2017

Stichwortverzeichnis